现代实用护理知识丛书

安徽省卫生厅护理质量控制中心审定

三级综合医院评审护理质量管理指导

宋瑰琦　秦玉霞　主编

中国科学技术大学出版社

合　肥

内容简介

本书根据卫生部《三级综合医院评审标准(2011版)》和《安徽省三级综合医院评审标准》精神,对与护理相关评审条目进行了梳理和汇总,并结合各重点专科建设与管理指南,以"追踪法"作为主要评价手段,运用质量管理工具,提高护理管理的科学化水平。内容包括护理质量管理及其发展、护理质量管理工具及其应用、三级综合医院评价相关要素汇总和三级综合医院护理质量督察标准及管理范例。本书对各级各岗位护士更好地掌握三级医院评审护理标准会有一定的帮助,对各级各类医院迎接等级医院评审,提高护理管理水平和护理服务质量起到指导作用。

图书在版编目(CIP)数据

三级综合医院评审护理质量管理指导/宋瑰琦,秦玉霞主编. —合肥:中国科学技术大学出版社,2012.9

ISBN 978-7-312-03109-0

Ⅰ. 三… Ⅱ. ①宋… ②秦… Ⅲ. 医院—护理—质量管理 Ⅳ. R47

中国版本图书馆CIP数据核字(2012)第204751号

责任编辑:张善金
出版者:中国科学技术大学出版社
地址:合肥市金寨路96号 邮编:230026
网址:http://www.press.ustc.edu.cn
电话:发行部 0551-3606806-8808
印刷者:安徽省瑞隆印务有限公司
发行者:中国科学技术大学出版社
经销者:全国新华书店
开本:710mm×960mm 1/16
印张:19.75
字数:376千
版次:2012年9月第1版 2012年9月第1次印刷
印数:1—5 000册
定价:28.00元

《三级综合医院评审护理质量管理指导》

编审委员会名单

主　编：宋瑰琦　秦玉霞

编　委：宋瑰琦　秦玉霞　黄家丽　乔晓斐
白　璐　凌　琳

参编人员：（以姓名笔画为序）

于卫华　方秀萍　王　真　王国琴　刘安琪
许庆珍　陈桂华　陈桂榴　陈荣珠　张建凤
张小红　李志菊　李伦兰　吴　丹　周彩平
武义华　房　彤　胡成文　郑丽梅　袁秀娟
秦玉荣　徐瑞芸　章泾萍　黄　璐　鲁　琦
程恩荷　程圣莉　穆　燕　戴红云

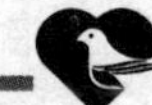

序

进入21世纪,人们对健康和卫生服务质量提出了更高的要求,医院发展也从改善医院建筑与器械设备配置转向人性化服务、精细化管理和信息化建设的方向。卫生部公布的《三级综合医院评审标准(2011版)》,作为保障医疗质量与患者安全过程的指导性文件,为医院的建设和发展指明了方向。

护理质量是医院质量的重要组成部分,是护理管理的核心和关键。我国的护理质量管理也在逐渐由经验管理向科学管理发展迈进。借鉴国际上先进的质量管理经验,推行全面的质量管理理念,重视教育、培训,全员、全过程、全层面的质量管理过程,将会对服务质量的根本性改进和提高起到重要作用,但在管理方法上尚未走出终末质量管理的误区,实行精细化管理是目前全世界都在努力打造的护理质量管理方法,因此,建立科学、客观、有效的质量评价显得尤为重要。

随着优质护理改革和质量管理的新理念、新方法对实践提出的新要求,为了贯彻等级医院评审精神,以护理质量持续改进为目标,以能力建设和提升护士服务水平为根本,让病人就医感受的舒适度、满意度不断提高,安徽省卫生厅护理质量控制中心组织力量,借鉴国外及我国台湾、香港地区护理质量管理方法,编撰了《三级综合医院评审护理质量管理指导》。该书以"追踪法"作为主要的评价手段,用质量管理工具提高护理管理的科学化水平,结合各专科建设与管理指南,根据质量三级结构理论,以结构质量、环节质量和终末质量为框架制定了多个专科的护理质量评价标准。

安徽省立医院作为安徽省护理质量控制中心挂靠单位，近年来在省卫生厅和医院领导的大力支持下，一直致力于优质护理实践与质量管理的探索，先后出版了《临床护理技术操作与质量评价》和《临床专科护理实践指导》，对不断深化全省乃至全国护理体制改革，提高护理管理水平，促进护理技术创新都发挥了很好的引导作用。随着医疗卫生体制改革的进一步深化，护理质量的内涵也在不断地赋予新的内容，相信《三级综合医院评审护理质量管理指导》一书的出版，一定会对各级各类医院在等级医院迎评中，深入贯彻科学发展观，进一步全面提高护理质量和管理水平提供科学依据和规范指导。

由于三级医院评审工作在即，时间仓促，加上编者的水平和能力所限，书中难免会有不妥的地方，希望广大护理界同行在使用中不断提出意见和建议，以便于将来重印或再版时修正，使之不断完善。是为序。

2012年8月1日

前　言

卫生部公布的《三级综合医院评审标准(2011版)》主题是“质量、安全、服务、管理、绩效”，目的在于推行全面质量管理理念。在全行业、全系统实施全员、全过程、全层面的质量管理过程，必将会对全国医疗卫生服务质量的根本性改进和提高起到重要作用。鉴于此，依据卫生部三级医院评审精神和要求，并结合安徽省医疗卫生事业发展的实际，我们组织了省内部分护理专家、护理技术研究人员和管理干部编写了这本《三级综合医院评审护理质量管理指导》，其内容包括四个方面：第一章，借鉴国内外经验，特别是我国香港、台湾地区的经验，介绍护理质量管理及其发展；第二章，介绍如何运用质量管理工具，提高护理管理的科学化水平；第三章为三级综合医院护理评价相关要素汇总，主要将分散于《三级综合医院评审标准(2011版)》各章节中与护理相关的标准进行归类汇总，结合安徽实际提出切实可行的评审方法，以方便各级护理人员系统掌握；第四章主要针对我省医疗卫生体制改革的实际，特别是护理事业发展的实际需要，介绍三级综合医院护理管理范例和护理质量督查标准，对卫生部公布的《评审标准》中难以理解、认识不清楚的制度、评估和计划等内容提供范例指导。总体上看，本书对各级综合医院相关人员更好地掌握护理质量标准会有一定的帮助。

提供优质服务、确保病人安全与护理质量的监控点是一致的，随着护理模式和责任分工方式的根本性改变，护理质量评价方式应该从功能制转向责任制。其中采用核查表(check list)，用于对一些核心制度执行情况的核实，并采用不同的评价工具，通过数据化整理可以作为持续改进医院护理质量的有效手段。随着国家对专科建设的规范化管理，《新生儿病室建设与管理指南》、《重症医学科建设与管理指南（试行）》、《血液透析室管理指南》、《医院手术部（室）管理规范（试行）》、《急诊科建设与管理指南（试行）》相继出台，根据新的等级医院评审标准，结合各专科建设与管理指南，依据质量三级结构理论，以结构质量、环节质量和终末质量为框架，本书介绍了多个专科的护理质量评价标准，这将会对各专科建设和质量管理起到引导作用。

本书是集体力量和智慧的结晶，参加本书编写工作的作者和编委均是来自临床一线的医务工作者与管理干部，从而在根本上铸就了本书集实用性、专科性、科学性和新颖性于一体。本书在编写过程中，安徽省卫生厅厅长高开焰先生在百忙之中审阅了本书，并欣然为本书作序，卫生厅医政处、安徽省立医院各级领导对此项工作给予了大力支持和帮助，在此一并表示深切的感谢！同时感谢各位编者的辛勤努力！

需要特别说明的是，本书共四个部分，紧紧围绕护理质量管理一个中心展开论述，但各部分在表现形式上彼此相对独立，自成一体，这样做的目的是与卫生部及省卫生厅相关文件、指示保持良好的对应关系，以方便读者查阅，节约一线护理人员及管理者的阅读时间，提高本书的利用效率。

由于我们的学识和精力所限，书中难免存在缺陷和不足，恳请广大临床护理人员在使用《三级综合医院评审护理质量管理指导》的同时，将发现的问题及时反馈给我们，以便使本书在将来再版时修正、完善，使其更好地指导临床护理工作，促进护理事业的持续发展。

宋瑰琦

2012 年 8 月 16 日

目 录

第一章 护理质量管理概述

第一节 护理质量管理及其发展

护理工作作为医疗卫生事业的重要组成部分，与人民群众的健康利益和生命安全密切相关。护理质量管理是医院管理的重要组成部分，质量是医院的命脉所在，是医院生存之本，也是衡量医院管理水平的重要标志。从1989年11月卫生部发布《关于实施医院分级管理的通知》，启动医院分级管理和评审，到2005年的医疗质量万里行活动和2011年《三级综合医院评审标准实施细则》的出台，其主旨均紧紧围绕着医疗质量和病人安全这个核心；其目的在于进一步加强医院现代化建设和规范化管理，为病人提供满意服务，为建设和谐社会和创新型国家做出积极贡献。

新的医院评审引入追踪法，是科学运用"以病人为中心"的服务理念，从患者实际感受诊疗服务的经历，了解与评价医院整体的服务品质；通过追踪个别病人在医院医疗护理系统中的经历与感受，评价医院服务整体的连贯性，评价病人在接受诊疗服务过程中的品质、环境设施以及注重病人的安全、权益与隐私保护、医院感染控制；评价医院对医院评审标准与要点的遵从程度（即评价医院对规章、制度、流程、诊疗常规与操作规程的执行力）。从而对医院的整体管理提出了更高的要求，其中护理质量管理的目标是致力于提高患者的生命质量和生活质量。

随着国家稳妥推进公立医院改革的不断深化，护理服务模式和责任分工方式也发生了深刻变化，深化优质护理，以病人为中心和以护士岗位管理为核心的护理管理模式发生了根本转变。借鉴发达国家和地区的经验，建立符合以服务对象需求为导向，注重预防质量问题发生的质量管理指标和评价机制，以全面质量管理为基础，以健全的质量保证体系为核心，以质量改进工具和信息控制为手段的护理质量保证管理，将成为护理质量管理的发展方向。

一、医疗质量

质量是指产品或工作的优劣程度，是一组固有特性满足要求的程度。医疗质量不仅是指病人疾病的恢复质量，还包括服务质量，它既包括产品或服务的内在特性，也包括产品或服务的外在特征。早期的质量是指符合标准，这种标准源于管理者对一线员工的要求，是满足组织的质量，是服务提供者的质量。而后是指适用性，是顾客需要的质量，是指质量符合病人的需求和利益的质量。因此单病种临床路径、预约诊疗、缩短平均住院日以及单病种付费等系列管理都成为了新一轮医院评审的重要管理内容。

二、医院质量管理

医院质量管理是围绕着使产品质量能满足病患及其家属不断更新的质量要求，而开展的策划、组织、计划、实施、检查和监督、审核等所有管理活动的总和。在理解质量管理概念的同时要明确以下二层含义：第一，质量管理是各级管理者的职责，并且由最高管理者领导；第二，质量管理涉及组织中的所有成员，必须全员参与。因此，建立任务明确，“责、权、利”规制清晰，具有共同愿景的质量保证体系，使医院的医疗质量管理工作达到标准化、规范化，努力提高工作质量和工作效率，是医院各级管理者的责任和义务。

三、质量管理发展

随着现代工业生产的发展，质量管理按照其所依据的手段、方式及管理范围的不同，经历了 4 个阶段：20 世纪 40 年代以前的质量管理属于质量检验阶段，即事后检验阶段。20 世纪 40 年代后，质量管理从质量检验阶段进入了统计质量阶段。质量管理运用数理统计方法将质量管理的重点由“事后把关”变为“事先预防”，即将全数检查改为随机抽查，根据抽样产品的数据，统计分析全数产品的质量。这就杜绝了生产过程中大量不合格产品的产生，大大减少了不合格产品造成的损失。全面质量管理的理念是由美国工程师费根堡（A. V. Feigenbaun）于 1961 年提出的。他强调“三全”管理方法，即：① 全面的质量管理：不仅抓与产品质量直接有关的各项工作，而且抓与产品质量间接有关的各项工作；② 全程的质量管理：对质量形成的全过程都进行质量管理；③ 全员参与管理：要求从上至下全体人员参与质量管理活动，而不仅仅是质量管理部门或少数专业人员的事。

另外，除“三全”外，全面质量管理还具有管理方法多样化的特点，常用的方法有 PDCA 循环法、数理统计法、价值分析运筹学等。

四、护理质量与质量结构

护理质量是护理工作者为病人提供护理技术服务和生活服务效果的总和,即护理效果的好坏及质量优劣。它是在护理过程中形成的客观表现,也是病人对护理效果满意度的测定,而满意度往往又取决于服务对象的预期。护理质量是护理工作的集中体现,它是评价护理管理者水平、护理人员素质、护理业务技术和工作效果的核心内容。现代护理质量管理就是要求医院各级护理人员层层负责,用现代科学管理方法,建立完整的质量管理体系,满足“以病人为中心”的护理要求,预防质量事故发生。在全面的护理质量管理过程中,由于护理工作服务的对象是病人,面对的是一个特殊的社会群体,这就决定了护理工作必须把提高护士个体能力和团队整体水平放在突出位置——这是护理管理者的主要职能之一。

护理质量无论在内涵上如何扩展,但总有一个稳定的结构,即质量框架,它体现了质量构成要素的内部关系。质量结构学说由美国学者 Avedis Donabedian 于 1969 年提出,该学说通过三个层次对质量评价途径进行分类:即结构质量、过程质量和结果质量。在我国,则按管理流程分为结构质量、环节质量和终末质量。20 世纪 90 年代初,美国护理质量管理即迈入质量促进模式,并建立了护理质量指标国家数据库。护理质量指标包括:结构指标(即护理人员构成,每例患者每天平均护理时间)、2 个过程指标(即皮肤完整性,护理人员满意度)、6 个结果指标(即医院感染发生率,患者跌倒发生率,患者对医院服务,健康教育,疼痛管理,护理的满意度)。每个季度护理质量报告卡以科室为单位进行收集、整理,按医院的不同级别和性质,不同科室分层进行统计分析,结果反馈给相应科室,利于其发现和找出差距,促进护理质量不断提高。

(一)结构质量

结构质量也叫要素质量,是构成护理工作质量的基本要素。主要由下面几个静态的要素构成,是保证护理质量的前提条件。

1. 机构和人员

建立健全与等级医院功能、任务和规模相适应的护理管理体系。各种计划、章制健全并严格贯彻执行。护理人员编配合理、开放床位与临床护士比、各级护理人员资质、职称聘任相关规定,是否符合优质护理要求等。

护理人员是医院人力资源的重要组成部分,占卫生技术人员的 50%,人员数量的保证是维护患者生命,提供优质服务的基础。人员数量固然是结构质量的基础，但是在改革临床护理模式、落实责任制整体护理的基础上，以实施护士岗位管理为切入点，将成为进一步提高护理质量和服务水平，更好地为人民群众健康服务的前提。根据各医院病人需求，科学分层，定编定岗，动态调整；根据岗位职责和工作标准，实施绩效考核，进一步提高护士工作的积极性和创造性，为护士职业发展搭建良好的阶梯，使优质的护士资源成为公立医院改革的重要支撑力量，也为医院的科学发展奠定良好的基础。所以不同级别医院应在护士的基本配置和护士的动态管理上下功夫，合理使用护理人力资源，实施护士岗位管理。以保证医院质量和病人的安全。

1）基于病人需要和护士能力的护士岗位分层

随着优质护理工作的推进，护士岗位管理将成为深化优质护理长效机制的关键，科学的护士岗位管理将进一步调动护士积极性和对分管患者的责任心。借鉴英国、美国等发达国家以及我国台湾、香港地区护士岗位设置管理的模式与经验，拟定医院护士层级在 N1～N5 或将轮转期护士划为 N1 期设定四级。制定各级护士岗位任职资格和职责。

▲ N1 护士（轮转护士 0～2 年）

（1）任职资格：

a. 护理专业大专及以上毕业后已经通过国家护士执业考试并注册。

b. 经过岗前培训并考核合格。

c. 能胜任本岗位工作。

（2）岗位职责：

a. 按分级护理要求，完成二、三级护理病人的护理工作。

b. 在上级护士指导下参与一级护理病人的护理工作。

c. 参与危重病人抢救工作。

d. 参与病区管理。

e. 严格按照医院制定的《轮转护士培训考核手册》及“三基三严”培训考核要求自觉、按时、主动接受培训。

f. 自觉参与医院举办的各项在职继续教育培训活动。

▲ N2 护士（大专护士 3～5 年，本科 3～4 年）

（1）任职资格：

a. 具备完成本岗位职责的能力。

b. 完成轮转护士培训，考核合格。

c. 毕业后取得注册护士资格的护士，具有在本院 2 年以上（本专科工作 6 个月以上）工作经验。

d. 能胜任本岗位工作。

e. 掌握护理基础理论，熟悉各种常用及本专科护理操作规程与常用急救技术。

(2) 岗位职责：

a. 负责分管一级护理病人的各项护理工作。

b. 熟练使用本科室抢救器材和药品，参与急诊、重症病人抢救配合。

c. 参与病区管理。

d. 参与护理专业实习生临床带教。

e. 按时完成护士规范化培训计划、继续教育与院内在职培训。

f. 按照“N2 级护士培训要求”完成培训考核。

▲ N3 护士

(1) 任职资格：

a. 具备完成本岗位职责的能力。

b. 毕业后取得护师资格的护士，或具有 5 年以上(本专科工作 1 年以上)工作经验。

c. 掌握护理基础及专科理论、各种护理操作规程及常用急救技术。

(2) 岗位职责：

a. 负责分管一级护理重病病人的各项护理工作。

b. 熟练使用本科室各种抢救器材和药品，参与急、危、重症病人抢救。

c. 参与科内护理会诊、查房和疑难病例讨论。

d. 承担临床教学工作。

e. 参与病区病人护理管理。

f. 按“N3 级护士培训要求”完成护士规范化培训计划、继续教育与院内在职培训。

▲ N4 护士

(1) 任职资格：

a. 具备完成本岗位职责的能力。

b. 主管护师以上专业技术职称或具备主管护师能力，大专以上学历的注册护士，10 年以上工作经验。

c. 完成院内规定的相应资质的培训，考核合格。

d. 熟练掌握基础护理、专科护理及常用急救技术，能独立准确评估、判断、处理本专业护理问题；根据病人情况制订护理计划并组织实施。

(2) 岗位职责：

a. 负责分管危重症病人的各项护理工作。

b. 熟练使用各种抢救器材和药品，参与急危重症病人抢救。

c. 负责组织科内疑难、危重病例讨论，并提出护理会诊申请。

d. 负责科内新技术开展的护理配合。

e. 指导下级护士对分管病人进行评估、制定计划、组织实施，并评估实施效果。

f. 协助护士长做好科室持续质量改进。

g. 承担临床教学任务。

h. 参加护理部领导的专科护理管理委员会，参与相应专科护理工作小组的工作，并履行相应的职责。

i. 按医院"N4 级护士培训要求"完成继续教育和院内在职培训任务。

▲ N5 护士

(1) 任职资格：

a. 具备完成本岗位职责的能力。

b. 副主任护师以上专业技术职称、护理专业本科以上学历，15 年以上工作经验。

c. 接受省级以上相关专业专科护士培训，获得证书并在岗位中发挥作用。

d. 精通本学科基本理论、专科理论、专业技能，掌握相关学科知识，掌握专科危重病人护理及救治原则。

e. 能循证解决本专科复杂疑难护理问题，有指导专业护士有效护理的能力。

(2) 岗位职责：

a. 参加护理部领导的专科护理管理委员会，主管相应专科护理工作小组的工作，并履行相应的职责。

b. 主持、组织、指导本专科领域的全面业务技术工作。

c. 组织制定本专科各项护理工作标准、护理质量评价标准等。

d. 参加危重症病例讨论，分析病人的护理问题，针对护理问题制定护理计划。

e. 组织院内会诊，带头实施循证研究护理实践，解决疑难问题。

f. 掌握本专科发展的前沿动态，积极组织本专科的学术活动。

g. 开设专家咨询、护理门诊。

2) 根据医院科室病人特点，科学合理设置不同层级的护士数量

采用专家分层讨论，全院护士积极参与的形式，制定医院各层级比例原则，设置医院各科室、各层级岗位数量。各病房分层的人数比例原则上按照 N2∶N3∶N4＝1.5∶2∶1，有危重病人的病房酌情配备 1～2 名 N5 护士；ICU(含各重症监护病房)按照 N2∶N3∶N4∶N5＝1∶2∶2.5∶0.5；急诊急救按照 N2∶N3∶N4∶N5＝3∶2.5∶2.5∶0.5。手术室、供应室、血透室等应根据护理工作特点和护士能力制定相应的层级比例，原则上配备 1 名 N5 护士。门诊部等岗位原则上不设置 N4、N5 岗位护士，N5 层级主要分布在急危重症临床科室、专科门诊和科护士长以上的管理岗位。各科室护士岗位的设置将随着专科的发展和对护士能力的要求

做适当调整。

根据医院规模和病人需求，病房护士长排班原则上遵循 APN 排班，减少交接班次数，白班人力占 50%，小夜班占 30%，大夜班占 20%，各班次中人员比例 N2 及以上应占 60%。手术室、供应室、血透室等应根据工作需求弹性排班。

3）护士的绩效工资应与岗位相结合

实行岗位绩效工资制度，护士的个人收入与绩效考核结果挂钩，以护理服务质量、数量、技术风险和患者满意度为主要依据，注重临床表现和工作业绩，并向工作量大、技术性难度高的临床护理岗位倾斜，形成有激励、有约束的内部竞争机制，体现同工同酬、多劳多得、优绩优酬。建立在护士工作能力基础上的层级管理，应与护士的绩效紧密结合，以提高护士工作积极性。我国护士的绩效考核一般根据层级、岗位、班次按照一定比例构成护士绩效的主体框架，使岗位管理成为激励护士立足于一线的分配导向，也促进护士在不同时间段内均成为保障病人安全的主要力量。一般护士绩效以工作数量、质量指标、岗位系数（岗位系数反映某种具体工作岗位的难度值，难度越大，系数越高）综合而成。某科室计算方法如下：

绩效工资构成：岗位奖金（权重 50%）、班次奖金（权重 30%）、护士层级奖金（权重 20%），结合工作数量、质量指标。

各部分奖金系数：如表 1.1 所示。

表 1.1　某医院各部分奖金系数

<table>
<tr><td colspan="2">护士层级　（权重 20%）</td><td colspan="3">岗位　（权重 50%）</td><td colspan="2">班次（权重 30%）</td></tr>
<tr><td>职称</td><td>系数</td><td colspan="2">岗位</td><td>系数</td><td>班次</td><td>系数</td></tr>
<tr><td colspan="2" rowspan="4">N1 护士根据医院整体方案</td><td rowspan="4">责任护士</td><td>工作第 2 年</td><td>0.4</td><td rowspan="6">早班
中班
小夜班
行政白班</td><td rowspan="6">0.7</td></tr>
<tr><td>工作第 3 年</td><td>0.5</td></tr>
<tr><td>工作第 4 年</td><td>0.6</td></tr>
<tr><td>工作第 5 年及以后</td><td>0.9</td></tr>
<tr><td rowspan="3">N2 护士</td><td rowspan="3">0.4</td><td colspan="2">配药护士</td><td>0.6</td></tr>
<tr><td colspan="2">主班护士</td><td>0.75</td></tr>
<tr><td colspan="2">护士长</td><td>0.9</td><td rowspan="4">大夜班</td><td rowspan="4">1</td></tr>
<tr><td>N3 护士</td><td>0.6</td><td colspan="2">总指导老师、实习生总带教老师</td><td>加 0.1</td></tr>
<tr><td>N4 护士</td><td>0.8</td><td colspan="2">指导老师、质控护士</td><td>加 0.05</td></tr>
<tr><td>N5 护士</td><td>1</td><td colspan="2">专科护士前一年度考核合格者</td><td>加 0.1</td></tr>
</table>

绩效考核：

根据出勤天数、工作量计算总分，再乘以各部分系数之和质量考核评分得分的百分比。即月班次总分×(0.3＋职称×0.2＋岗位×0.5)×质量服务考评得分％。

4）岗位梳理与岗位说明书编制

岗位管理首先应编制护理岗位说明书。岗位说明书是岗位分析的最终结果，又称为职务说明书，是通过工作过程，用规范的文件形式对组织内各类岗位的工作性质、任务、责任、权限、工作内容和方法、工作条件、岗位名称、职种职级以及该岗位任职人员的资格条件、考核项目等做出统一的规定。护理岗位说明书是护理系统内部管理使用的一种文件，是对护理岗位的任职条件、岗位目的、指挥关系、沟通关系、职责范围、负责程度和考核评价内容的定义性说明。表明医疗机构期望护士做什么、应该做什么、怎么做和在什么样的情况下履行职责的总汇。

(1) 护理岗位说明书的意义：

护理岗位是医院的基本元素之一，科学地设计护理岗位和明确护理岗位职能，能够确保将护理部的目标转化为所有护士的个人目标，使护理系统运行的压力转化为每个员工的工作动力和责任约束。岗位设计存在一整套系统、思路和方法。科学地定编、定岗，能够使护理各个环节运转顺畅，快速提升护理队伍整体工作效率，有效地避免护理系统内部人浮于事、管理人员压力过大而一线护士被动听差的不良现象，从而使医院护理系统核心竞争力得到进一步提升。

(2) 护理岗位说明书的作用：

护理岗位说明书是护理管理过程中必不可少的工具之一。通常岗位说明书为一式三份，一份为护理管理部门保管，一份为护士自己保管，一份由人事部门备份保管。其作用有以下几点：

① 为招聘、录用护士提供依据。

② 对护士进行目标管理，为护士工作提供指引。

护理岗位说明书的重要内容之一是护理岗位分析，它提供了护理系统内所有工作的完整资料，对各项工作的全貌描述清晰明确(可指出错误或重复的工作程序，以发觉其工作程序所需改进之处)，所以职务分析可作为简化工作与改善程序的主要依据，为各岗位护士工作提供参照标准。

③ 是护士绩效考核的基本依据。

④ 为医院制定护士薪酬政策提供依据。

⑤ 是护士教育与培训的依据。

⑥ 为护士晋升、晋级提供依据。

(3) 护理岗位说明书编制：

护理岗位说明书是护理岗位分析的表达形式，编制护理岗位说明书必须进行岗位分析。岗位分析是指完整地确认工作整体，对护理系统中的某一特定工作或职务的目的、任务或职责、权利、隶属关系、工作条件、任职资格等相关内容进行规范和分析，作出明确规定，并确定完成工作所需要的能力和资质的活动。

① 岗位分析包括的主要内容有：

· 某特定工作岗位/职务设置的主要目的。

· 该工作岗位/职务隶属关系。

· 该工作岗位/职务主要的职责、任务、权利。

· 该工作岗位/职务所需的知识、技能和能力。

· 该工作岗位/职务的工作条件等。

② 岗位说明书的主要内容：护理岗位说明书综合了护理工作描述和任职者说明两个部分，涉及工作性质和人员特性两个方面。

A. 岗位描述。岗位描述是确定岗位工作的具体特征。它包括以下几个方面的内容：

(a) 岗位名称。即指岗位所从事的是什么工作。

(b) 岗位活动和程序。包括所要完成的工作任务、工作职责、完成工作所需要的资料、机器设备与材料、工作流程与规范、工作中与其他工作人员的正常联系以及上下级关系、接受监督以及进行监督的性质和内容等。

(c) 工作条件和物理环境。包括工作地点的温度、适当的光照度、通风设备、安全措施、建筑条件，甚至工作的地理位置。

(d) 社会环境。社会环境的说明是一个新趋势。包括工作团体的情况、社会心理气氛、同事的特征及相互关系、各部门之间的关系等。此外，应该说明企业和组织内以及附近的文化和生活设施。

(e) 职业条件。由于人们经常根据职业条件来判定和解释职务描述中的其他内容，因而这部分内容非常重要。职业条件说明了工作的各方面特点：工资报酬、奖金制度、工作时间、工作季节性、晋级机会、进修和提高的机会、该工作在本组织中的地位以及与其他工作的关系等等。

B. 任职者说明。任职者说明要求明确从事某项工作的人所必须具备的知识、技能、能力、兴趣、体格和行为特点等心理及生理要求。制定工作要求的目的是决定重要的个体特征，以此作为人员筛选、任用和调配的基础。主要包括以下几个方面：

(a) 生理要求。主要包括健康状况、体能要求、运动的灵活性、知觉能力、感觉器官的灵敏度等。

(b) 心理要求。主要包括观察能力、集中能力、记忆能力、理解能力、学习能力、解决问题的能力、创造性能力、数学计算能力、语言表达能力、决策能力、气质、性格、兴趣、爱好、事业心、态度、合作性、领导能力等。

(c) 资历要求。主要是指任职所需最低学历,岗位所需的性别、年龄规定、培训的内容和时间,从事与本职相关工作的年限和经验等。

(3) 岗位说明书的格式:

岗位说明书的格式可以是多种多样的,关键在于要用统一的格式,准确、简洁的语言,将上述内容加以表述,以便形成规范、准确、使用方便的管理文件。最基本的格式由五大部分构成:岗位基本资料、主要目的、工作描述、工作环境、任职资格。在护士分层基础上,各科根据各岗位说明书对护士资质、能力要求,结合科室病人特点、技术特点、专业要求和技术风险,梳理全院护理管理岗位、临床护理岗位和其他护理岗位,制定各岗位说明书,岗位说明书中涵盖岗位标识、任职资格、岗位职责、工作标准、权力、工作协作关系等 8 项内容。对于 ICU、CCU、急诊急救、NICU 等 10 个特殊护理管理岗位的任职资格提高要求,包括学历、职称、本专科工作经历。

5) 岗位竞聘

遵循公平、公正、公开的原则,建立和完善护理岗位管理制度,稳定临床一线护士队伍,以促进护士队伍健康发展。岗位管理需要公开岗位、公开条件,竞聘上岗。每年年底各科室需对岗位进行再竞聘,护士的岗位竞聘宜通过同行评议、病人满意度测评和竞聘展示综合管理,在提高护士工作责任心、工作热情和工作能力方面起到积极促进作用。竞聘结果根据同行评议、护士长评价、年度工作业绩、个人述职确定,报护理部备案。护士层级体系设置与护士晋升也应有效结合,以促进护士的正向流动,提升护士职业发展。

6) 人员动态管理

由于病人数量和危重病情的变化,科室内护理人员的分管病人负荷会有变化,护士动态管理可以为医院降低成本,缓解护士压力,确保护理质量和病人安全。护士的动态调整应基于病人数量、护士层级、科室专业特点,对急危重症岗位,需有岗位资质认证,对一般临床科室需要有机动护士储备。

2. 知识与技术

反映医院业务功能与水平,如优质护理病房达标率,护理人员考试合格率、护理人员培训情况、专科岗位护士能力建设等。

3. 环境、仪器设备

建筑设施、病人活动空间的安全、环境卫生检测等合格程度，各护理单元安全、整洁、舒适，符合病人需要，护士服务半径适合照顾病人情况，仪器、设备和抢救物品的合格程度。

（二）环节质量

环节质量属于过程质量，体现在实施护理的过程中护士按照规章制度、标准及规范提供护理，满足病人需要的指标，管理应注重护理过程的实施控制。

环节质量的评价指标，如各项护理工作质量达标率、基础护理合格率、分级护理合格率、输血技术合格率、查对制度合格率等，也包括护理环境和人员管理指标达标率，如病区管理合格率、急救物品准备完好率、消毒隔离管理合格率、巡视病房及时率等。

（三）终末质量

终末质量是运用系列质量评价方法并以质量指标体系为标准，对给予患者的护理效果进行的评价，是指病人最终得到的护理效果质量。常用的指标包括：年压疮发生率、年护理严重差错发生率、年抢救成功率、年病人投诉数（率）等。也可以用月指标或季度指标，如：病人对护理工作满意度、压疮发生率（按部位、按来院、按程度）等。

总之护理质量是由结构质量通过工作环节质量，达到终末效果质量。也就是以要素质量评价为基础，并贯穿质量管理的全局；以抓环节质量来落实各项护理措施；以终末质量评价进行反馈和控制，形成一个完整的质量管理过程。表 1.2 是我国学者高云研究的一级护理质量评价体系，基本涵盖了护理的全程管理内涵。

表 1.2 一级护理质量评价标准（Nursing Quality Evalution Standard）

1级指标	2级指标	3级指标
基础护理	知识技能	护士明确治疗及抢救用药的目的和药理作用；护士掌握患者病情、了解异常化验指标；护士熟练掌握急救技能及各种急救仪器的操作、注意事项报警处理
	人员安排	责任护士对分管的患者责任到人、岗位责任明确、排班科学合理；排班方式合理，护士上班时间及人力符合患者需要，弹性排班制由护士长调配

(续)表 1.2

1级指标	2级指标	3级指标
	环境设施	病房安静、光线好，空气清新，温湿度恰当，定时进行通风和紫外线消毒；各类抢救物品、药品、仪器、设备齐全，做到“四定”完好率
环节质量	病情观察	患者入院评估及时，发现问题及时处理；床头交接班(包括病情、治疗、护理、皮肤情况)；定时巡视病房，监测生命体征、神志、瞳孔、疼痛情况等；更换液体及时；各种管道通畅，位置正确，妥善固定，及时倾倒，观察引流物色、量、性状，出入量记录准确
	护理病历记录	完成病历及时(24 小时内完成)，真实、准确、完整；病情描述重点突出，层次分明；字迹清晰、无刮、粘、涂等痕迹；格式符合要求；由相应护理技术人员签名；上级护理人员定期审阅、修改下级护理人员书写的护理病历
	生活护理	患者头发清洁，定时给予清洁护理；患者指(趾)甲清洁，每周剪指(趾)甲 1～2 次；患者口腔清洁、无异味，口唇无干裂，每天定时口腔护理；保持皮肤完整、清洁、温暖，衣服汗湿随时更换；做好排泄护理，及时递送大小便器，每次便后及时清洗；患者着病员服，床单清洁、平整、干燥、无污迹；协助进餐，并观察进餐情况；保持患者会阴部清洁
	休息与安全	患者体位合适，卧床患者每人每 2 小时翻身 1 次；有必要的防护措施
	技术性护理措施	用药及时准确，安排合理；患者按医嘱接受各种治疗(如吸氧、雾化、鼻饲、换药等)；患者病情变化时，及时发现，抢救到位，措施得当
	健康教育	适时给患者做入院宣教及出院指导；及时给患者进行疾病相关知识教育、特殊检查治疗教育、用药指导
	心理护理	主动与清醒患者交流；经常与昏迷患者家属沟通、交流其病情、治疗及护理；操作过程中与患者沟通交流
终末质量	1级护理并发症	科室对每个月、季、年护理并发症有记录分析，并向全病房工作人员反馈；并发症为 0
	患者满意度状况反馈	科室对每个月、季、年护理并发症有记录分析，并向全病房工作人员反馈；患者满意度达标(90%～100%)
	护理缺陷结果反馈	科室对每个月、季、年护理缺陷、事故有分析，并向全病房工作人员反馈，对存在问题查找原因，采取措施；护理事故发生率为 0

第二节 护理管理原则与教育

一、护理质量管理的原则

（一）病人第一

医院工作的首要目的就是使病人早日恢复心身健康，这就要求每位医务人员必须时刻把病人的健康和利益放在第一位。护理质量评价应该把病人是否满意作为护理质量管理的最终目的，也是质量的最高标准。不仅如此，在病人的就诊过程质量评价中，还应该纳入病患人员家属，同时，一些健康体检人群的就医感受也是质量管理的资料来源。只有坚持病人第一的原则，才能在护理的每项工作、每个环节，处处为病人的需要和安危着想，维护病人的根本利益是护理服务的最高境界。

（二）预防为主

医院的服务对象是病人，任何工作的疏忽或处理不当都可能会给病人造成不良甚至严重的后果。而病人的生命质量不同于商品生产中的一般产品，护理质量更应该重在质量设计、过程把关，而不是仅仅依靠病人出院时的质量来体现。当质量问题处在萌芽阶段时即予以消灭，而不是等到问题出现，不合格、有缺陷时才去采取措施。所以各种评估的执行、各种标准、规范、预案的制定都是防患于未然的集中体现，使风险意识和防范意识贯彻到每位护士的每项操作中和与病人接触的每个瞬间，预防显得尤其重要。

（三）质量数据化、标准化

“没有统计分析（质量分析、工作分析）就做不好管理”，这是日本质量管理大师石川馨的一句名言，他认为企业中95%的问题可以用质量管理的七种工具来解决，这也是现代质量管理要求“让数据说话”的理念。只有依靠数据，才能对现象的本质进行科学的统计分析、判断和预测。而标准化是在数据显示质量符合病人期望的基础上，将标准、规范加以提炼上升到可依据的规范，是质量管理的基础工作，也是质量控制的依据。护理的技术性、程序性、服务性很强，因此每个过程、环节都需要标准化，使护理人员在服务过程中有章可循、有据可依，进而使护理质量管理向着科学化、规范化方向迈进。所以应设计合理正确的评价指标，用正确的方法得出数据，在此基础上分析数据，进而提出下一步的改进目标。

（四）全员参与

发动全员参与是实施护理质量管理的根本。坚持以人为中心就是重视质量的创造者，其素质培养、责任心养成是保证质量的关键。只有拥有高素质的护理团队，才会有高质量的产品。决定护理质量的不是制度，而是执行制度的人，是人对制度、规范执行的自觉性。所以注重护士质量意识的培训、质量标准的执行、工作责任心的养成，全面提高护理人员的素质，引导护理人员参与质量管理，才是提高护理工作质量整体水平的关键。从这个意义上说，护理质量的提高并不是检查出来的，重要的是质量制造者的水平。

（五）持续改进

质量改进是一个不间断的过程，是不断完善章制、修订措施的活动，而且随着技术的发展、生活水平的提高，病人对护理服务及体系会有新的要求，所以质量改进永无止境。现阶段我国的护理质量管理体系还是以粗放管理为主，形式化检查居多，通过运用质量改进工具将好的标准固化，将不足的问题纳入下一个循环，持续改进，不断克服质量管理体系在运行中的种种不足是今后努力的方向。根据新时期护理模式变化的要求，对护理服务体系与技术进行不断改进，从而达到持续质量改进的目的。

二、质量始于教育也终于教育

随着全面质量管理理念与实践在世界范围内的深入，质量教育已成为质量管理的开路先锋。第二次世界大战以后，日本、德国经济发展依赖于质量教育，成为经济强国。美国政府也认为，“美国的成就主要依赖于质量教育。”提出“美国人要在世界上具有竞争力和享受高质量的生活就必须受到良好的质量教育培训”。

重视人的因素，发挥人的主观能动性，进行分层次的质量管理教育，要求因地制宜，突出重点，发挥讲述、宣教作用，是质量教育的核心。因为以核查工作为方法的管理只是一时，不能维持始终，质量及其结果最终靠的还是服务的提供者。质量教育的要点就是激发员工的责任心。生产力诸要素中最积极、最活跃的因素是人。护士服务质量和技能水平的高低，很大程度上决定着护理质量的优劣。质量教育就是根据行业规范、医院质量标准要求，进行强化培训，使各层级对自己的工作更加了解，对服务标准制定的潜在风险有更多的认知，创造遵守标准的工作氛围，不断提高其适应新模式、新技术、新规范的技能水平和服务水平。通过质量教育，培养和提高员工的风险意识、质量意识，保障工作质量，实现优质服务。所以质量教

育是基础、是关键。只有质量的提供者才是质量的保证者，也就是只有通过教育，培训出高质量的人才，才能最终生产出高质量的产品。

质量教育的有效性来源于对教育对象的分层和培训方式方法的多样性。提高全员的质量意识、责任意识、服务意识和业务技能是护理质量教育贯穿始终的教育内容。对任何新进院的实习护士、新护士和1～3年的低年资护士均进行入院、入岗教育，采取专题报告、实物展览或借助质量安全月等形式进行教育训练，使其牢固树立“质量第一”的思想。通过全科（通科）技能标准的培训使其提高岗位适应能力，通过沟通培训和人文思想的培训，提高服务病人的水准。这种突出护士自我责任管理的理念，保证了最基层、最薄弱环节的过程安全，在医院科室的长久质量文化教育熏陶下，年轻护士提供的质量才能满足病人的需求和医院发展的需要。各种规章制度的教育培训可通过护士长、质控护士教育，进而由她们推广到各科室每位护士。各专科应针对各专科的特点进行持续的教育。从总体上说，护理质量教育应该是质量文化教育和持续改进质量方法的教育。

质量管理需要医院组织体系的健全，护理质量管理委员会是在院长领导下，行使标准制定、监督落实及实施反馈的机构，护理质量管理委员会对院长负责。

建立非惩罚性的质量问题自愿报告制度在质量建设中同样非常重要。通过主动上报，重要的是查找问题的原因，从中分析改进，以便在系统的完善、流程的改进中汲取经验和教训，在质量持续改进中找到下一个改进问题，达到质量的螺旋式上升。这种制度建设、文化教育应贯穿在质量管理的体系和过程中。

质量非检查出来的而是系统内各个成员做出来的，既包括一线的护士，也包括各级管理者，更需要非惩罚的质量文化建设，通过各级各类分内容分层次持续不断的培训和教育，优质的护理才能最终实现。

附　某三级医院在职护士分级培训教育管理

一、新护士岗前培训制度

（一）岗前教育目的

(1) 了解医院历史、概况、现状及发展。

(2) 了解医院护理工作概况，掌握医院服务宗旨及社会服务承诺。

(3) 了解医院的各项规章制度及各级护理人员的职责。

(4) 掌握差错事故的防范方法。

(5) 掌握预防院内感染的措施与监测方法。

(6) 掌握《护士条例》与相关医疗法律法规，依法执业。

(二) 岗前教育内容

(1) 医院概况与发展。

(2) 护士职业道德规范及素质要求。

(3) 护理与法律。

(4) 医院感染与监测、职业防护。

(5) 护士行为规范，护理服务与礼仪。

(6) 新护士培训与考核。

(7) 沟通技巧。

(8) 病人安全与护理差错的防范。

(9) 护理文书的书写。

(10) 医院规章制度和各级护理人员职责。

(11) 心肺复苏及基础护理技术操作规程。

(12) 人事管理制度。

二、护士分层培训制度

新护士进入医院必须接受岗前培训，考试合格后方可上岗。轮转时间为期2年，轮转6个科室，包括内、外、妇、儿、ICU、急诊等科室，具体由护理部统一安排。

(一) N1护士规范化培训(轮转1～2年)

1. 培训目标

1) 素质

(1) 培养轮转护士具有良好的职业价值观和整体护理观念，应用娴熟的护理技能满足病人身心需要。

(2) 培养轮转护士耐心细致、一丝不苟为病人服务的工作作风。

(3) 培养轮转护士对病情观察的能力和紧急处理问题的良好业务素质。

(4) 培养轮转护士仪表、仪容整洁，语言规范，行为得体，并具有较好的护患沟通技巧。

2）理论及技能

（1）熟悉各科室的配置与布局、工作制度、工作流程等。

（2）掌握专科常见疾病的临床表现、评估要点、治疗原则和护理措施。

（3）掌握专科常用药物的作用、剂量、不良反应、注意事项。

（4）掌握专科常见急症的临床表现、评估要点、治疗原则和护理措施。

（5）掌握各种护理记录单的填写、危重病人护理记录、交班报告书写等。

（6）掌握各种基本护理技能，如静脉输液、肌肉注射、留置针使用、皮试、导尿术、灌肠术、各种标本采集等。

（7）掌握基本的急救技能，如BLS、面罩呼吸囊的使用、吸氧、吸痰等。

（8）掌握基本的专科技能，如各种引流袋的护理，微泵、输液泵的使用及心电监护等常用医疗仪器设备的使用。

（9）掌握病人的安全管理。

（10）能够与普通病人及其家属进行良好的沟通。

（11）熟悉突发事件的应急处理。

（12）熟悉医院感染知识。

2. 培训人员

由指导老师负责。

3. 培训要求

（1）参加新护士岗前培训。

（2）轮转期间，由临床指导老师负责教学管理及临床指导。

（3）填写简历及入科教学评估表。

（4）临床指导老师可根据评估表，就专科理论缺乏者，安排N3及以上护士给予每月一次专题讲座或教学查房；就专科技能不足者进行指导或安排分带教老师指导，也可与新护士一起进行集体指导。

（5）轮转护士每科独立系统护理二、三级护理的病人不少于40例，在老师的指导下完成一级护理病人不少于10例（或根据科室特点拟定），并书写较完整护理记录。由上级老师给予评价，并进行护理质量及病历书写质量分析。

（6）轮转护士每年参与抢救危重病人不少于3例次。

（7）轮转护士参加科室或上级老师提问不少于10次，回答问题优秀率达到或超过80%。

(8) 轮转护士参加科室晨会交班，并由护士长及上级老师评价。

(9) 轮转护士每科至少进行一次护理查房或业务知识讲座，如科室师资力量较强时，可尝试进行 PBL 教学，每月一次，由临床指导老师负责指导、组织，并制定专门的评价表，由护士长、总指导老师、分指导老师参加并给予评价。

(10) 轮转护士参加护理部及科室的各种业务学习或讲座并记录。

(11) 轮转出科时，科室组织专科理论考试；操作考试(至少两项，分必考和随机抽考项目)；填写工作表现记录；上交科室 1 篇护理体会。及时记录“轮转护士手册”，转科时带入下一科室。

(12) 轮转结束后，向护理部交轮转手册及 1 份轮转学习体会。

4. 培训效果评价

1) 轮转科室评价

• 阶段性评价(每月一次，第三年每季度评价一次)

临床指导老师根据轮转护士工作表现、实际护理病人情况、操作水平、回答问题、护理记录进行教学效果评分、评价，并给予反馈，以提高带教质量。

• 总结性评价

(1) 轮转结束，根据阶段性总评、出科成绩、护理体会等，评估教学是否达到目标，并给予反馈。

(2) 轮转结束时，发放调查表或开座谈会(有记录)，了解教学中存在问题，不断改进教学方法。

2) 护理部评价

(1) 每科轮转结束后，护理部到科室征求全科护士的意见，发放调查表，进行量化评分。

(2) 轮转期间护理部到病房查看实际护理病人的效果，听取其所护理的病人的意见。

(3) 轮转结束后，进行理论考试和技能考核。

(4) 护理本科生，每年年终时用 PPT 的形式述职，由护理部主任和科护士长评价。

(5) 最终评价：护理部根据轮转科室评价、病人护理情况、理论和技能成绩、个人学习体会等进行综合考评。

（二）N2 护士规范化培训

1. 培训目标

1）素质

（1）培养其具有整体护理观念，应用娴熟的护理技能满足病人身心需要。

（2）培养其耐心细致、一丝不苟为病人服务的工作作风。

（3）培养其对本科室病人病情观察的能力和紧急处理问题的良好业务素质。

（4）培养其仪表、仪容整洁，语言规范，行为得体，并具有较好的护患沟通技巧。

2）理论及技能

（1）知晓本科室的配置与布局、工作制度、工作流程等。

（2）掌握专科疾病的护理常规和健康教育。

（3）掌握专科常用药物的作用、剂量、不良反应、注意事项。

（4）掌握专科急症的临床表现、评估要点、治疗原则和护理措施。

（5）掌握各种护理记录单的填写、危重病人护理记录、交班报告书写等。

（6）熟练掌握基础护理、常见专科技能及常用医疗仪器设备的使用，如微泵、输液泵等，并能配合医师进行专科诊疗操作。

（7）掌握基本的急救技能和专科急诊抢救流程。

（8）掌握本科室病人的安全管理和突发事件的应急处理。

（9）掌握医院感染知识，并能熟练地应用于临床。

（10）能够独立处理临床护理问题。在上级老师的指导下能够对实习生进行教学。

2. 培训要求

（1）由护士长确定临床指导老师负责其教学管理及临床指导。

（2）每人每年至少进行一次护理教学查房，或专题讲座，或病案分析，由临床指导老师指导、组织，护士长、总指导老师、分指导老师参加并给予评价。

（3）每年由临床指导老师安排三年以上护士给予至少四次专题讲座或教学查房。

(4) 每年由临床指导老师安排需要完成的基本技能、专科技能的训练项目(根据科室拟定)。

(5) 每月由上级老师提问不少于两次。

(6) 每年独立系统护理二、三级护理的病人不少于150例,或护理一级护理病人不少于100例(或根据科室特点拟定),在老师的指导下护理一级护理病重病人不少于10例,并书写较完整护理记录。每年参与抢救病人不少于3人次。

(7) 每年制定个人专业发展计划,由临床指导老师负责指导,并根据计划指定专人帮助其实现。

(8) 每年考核一次专科技能。

(9) 每年完成个案护理或护理体会一篇,交予临床指导老师。

3. 培训效果评价

1) 阶段性评价(1次/半年)

临床指导老师根据新护士工作表现、操作水平、回答问题、护理记录进行教学效果评分、评价。

2) 总结性评价

(1) 年终时,根据阶段性评价、考试成绩、护理体会等,评估教学是否达到目标。

(2) 发放调查表或开座谈会,了解教学中存在问题,不断改进教学方法。

(三) N3护士规范化培训

1. 培训目标

(1) 具有良好的职业心理素质,高尚的护理职业道德,慎独、敬业精神。

(2) 熟练掌握本科室疾病的护理常规。

(3) 掌握重症监护知识及常见心律失常的心电图表现。

(4) 熟练掌握本科室急、危、重症救治原则,抢救流程和生命支持技术。

(5) 熟练掌握常用急救仪器的性能、操作程序、维护和一定的排障能力。

(6) 掌握护理心理、护理与法、护士的职业防护等相关知识。

(7) 掌握突发事件的应急处理。

(8) 掌握护患沟通技巧,妥善处理冲突和投诉。

(9) 具有一定的护理教学、临床带教、指导下级护士工作的能力。

(10) 具有一定的护理科研、护理管理能力。

2. 培训要求

(1) 理论知识学习:每人轮流编辑至少10道提问式护理问题并附答案,内容包括:专科护理,专科常用药物的作用、不良反应及注意事项,感染控制,护士条例及法律法规等,并在晨会上提问。

(2) 每年独立系统护理一级护理病人不少于120例,护理一级护理病重病人不少于30例,并书写较完整护理记录。每年参与病人抢救不少于5人次。

(3) 大专及以上学历毕业的护士,每月轮流编辑5句专科常用的英语对话句型或专业英语写在黑板上,供大家学习或根据科室需要拟定。

(4) 临床技能训练:每人每月轮流进行一项基础护理操作演示或根据科室自行拟定护理操作训练(操作标准依照护理部制定的内容),其相关理论知识(包含进展),以文档形式打印,建立文件夹,共大家阅读。

(5) 教学能力培养:每年至少进行一次专题讲座或教学查房或与科室业务学习合二为一。

(6) 五年内发表一篇综述或论文。

(7) 协助护士长做好行政管理及护理队伍建设工作。

3. 培训效果评价

1) 阶段性评估

参加医院组织的理论及技能考核均合格,发放调查表或开座谈会,了解培训中存在的问题,提出好的建议,不断改进培训方法(1次/半年)。

2) 总结性评价

(1) 年终时,根据各项成绩,总结并评估教学是否达到目标。

(2) 发放调查表或开座谈会,了解培训中存在的问题,提出好的建议,不断改进培训方法。

（四）N4 护士规范化培训

1. 培训目标

(1) 具有良好的职业心理素质，高尚的护理职业道德，慎独和敬业精神。

(2) 熟练掌握本科室疾病的护理常规。

(3) 熟练掌握本科室常见急、危、重症抢救流程和生命支持技术；掌握专科疑难杂症的救治原则、抢救流程及护理进展。

(4) 熟练掌握常用急救仪器的性能、操作程序、维护和一定的排障能力；掌握技术含量较高仪器的应用（如除颤仪）及气管插管护理等。

(5) 掌握各种护理质量标准，护理风险防控。

(6) 具有较高的护理教学、临床带教、指导下级护士工作的能力。

(7) 具有一定的护理科研、护理管理能力。

2. 培训要求

(1) 理论知识学习：主要以自学为主，每人编辑 10 道护理问题并附答案（单项选择题 9 个，问答题或病例分析题 1 个，内容包括：基础护理；专科护理；专科技能的相关理论；专科常用药物的作用、不良反应；突发事件的应急处理；护理安全；医院感染控制；护士条例及其他护理相关法律法规等），每年更新。编辑汇总后作为科室专科理论考试试题库，每人一份自学。

(2) 临床技能训练：每年进行一次专科技能操作演示和相关理论的指导，根据科室情况自行拟定护理操作项目。

(3) 提高教学、带教能力：每年至少独立完成一次科室业务讲座，指导 N2 或 N3 护士进行专题业务学习。

(4) 每年独立系统护理一级护理病人不少于 100 例，护理一级护理危重病人不少于 50 例，并书写较完整护理记录。每年参与病人抢救不少于 5 人次。

(5) 护理缺陷分析或案例分析：每人每季度主持一次。编辑分析题（内容：平时工作中遇到的护理缺陷原因分析或案例分析），大家可采取书面或小组讨论形式答题，最后由出题老师再将答题结果汇总后，在下一季度第一个月科室大型业务学习时，反馈于大家，从而达到共同学习，共同提高的目的。

(6) 每三年发表一篇综述或论文。

(7) 每年提出1～2项科室护理质量或流程改进的建议或意见，参与编写或修改专科护理指引。

3. 培训效果评价

1) 阶段性评估

(1) 参加医院组织的理论及技能考核均合格。

(2) 发放调查表或开座谈会，了解培训中存在的问题，提出好的建议，不断改进培训方法(1次/半年)。

2) 总结性评价

(1) 年终时，根据各项成绩，总结并评估教学是否达到目标。

(2) 发放调查表或开座谈会，了解培训中存在的问题，提出好的建议，不断改进培训方法。

(五) N5护士规范化培训

1. 培训目标

(1) 具有高尚的护理职业道德，慎独和敬业精神。

(2) 熟练掌握本科室疾病的护理常规，并能根据国家政策及专科发展及时更新。

(3) 熟练掌握本科室常见急、危、重症抢救流程和生命支持技术；掌握专科疑难杂症的救治原则、抢救流程及护理进展，并能不断完善。

(4) 熟练掌握常用急救仪器的性能、操作程序、维护和一定的排障能力；掌握技术含量较高仪器的应用，如呼吸机、除颤仪、体外起搏、专科先进仪器设备等。

(5) 掌握各种护理质量标准，并能提出修订标准的建议；主动防范护理风险。

(6) 具有较高的护理教学、临床带教、指导下级护士工作的能力。

(7) 具有较强的护理科研、护理管理能力。

2. 培训要求

(1) 理论知识学习：主要以自学为主。能够及时修订本专科护理常规、操作规程、工作流程等专科护理文件。

(2) 临床技能训练:主要进行操作和相关理论的指导,负责对新修订的操作项目进行全科护理人员的培训。

(3) 提高教学、带教能力:每年至少完成一次全院性大型业务学习讲座,主持或参与全院性护理查房、病例讨论,并提出专科护理建议。

(4) 每年独立系统护理一级护理病人不少于50例,护理一级护理危重病人不少于60例,并书写较完整护理记录。指导N4及以下的护士护理危重病人不少于10例。每年参与病人抢救不少于10人次。

(5) 每两年发表一篇综述或论文。

(6) 每两年至少申报1项护理科研项目,或三新项目,或省级及以上继续教育项目,组织编写或修改专科护理指引。

3. 培训效果评价

1) 阶段性评估(每年1次)

(1) 参加医院组织的理论及技能考核均合格。

(2) 发放调查表或开座谈会,了解培训中存在的问题,提出好的建议,不断改进培训方法(1次/半年)。

2) 总结性评价(3年1次)

(1) 任期满时,根据各项成绩,总结并评估教学是否达到目标。

(2) 发放调查表或开座谈会,了解培训中存在的问题,提出好的建议,不断改进培训方法。

三、护士长岗位培训

1. 新护士长岗前培训

为使新上岗护士长尽快适应护士长角色,掌握日常管理方法与技巧,对新上岗护士长进行规范化培训。

(1) 培训时间:1周。

(2) 由护理部组织,由院长或分管院长、护理部主任、科护士长对新上岗护士长进行集中培训授课。

(3) 培训内容:包括护士长基本素质;护士长职责、工作程序、工作重点;护士长领导艺术;护士长角色与作用;护理单元团队精神、凝聚力的培养与建立;基本管理知识;护理质量管理;沟通技巧;护士长管理经验介绍等。

(4) 岗前集中授课结束后进入科室,第一个月由高年资优秀护士长或分管的科护士长带教、护理部指导、个人自学。内容包括:护士长日常管理、质量检查、业务查房等方法并跟班见习;护士长手册填写;掌握科室物资管理、奖金分配、排班方式;组织科内业务学习,主持护理查房、病例讨论;参加科主任查房等。(非本科室上岗的护士长除以上外,应熟悉所到科室的环境及医护人员,掌握各班工作程序、工作职责、专科护理常规。)

(5) 新护士长必须经过培训,由护理部和所分管的科护士长对其持续培训、考核,提高其管理水平。

2. 护士长岗位培训

(1) 加强专科业务学习,主持专科护理业务讲座,带领科室开展护理新业务、新技术学习与应用。

(2) 护理部定期与不定期跟踪检查科内护理质量管理,定期督导;每季度至少一次参与由科护士长组织的大科护理质量检查。

(3) 每年至少一次主持或参与全院护理查房、护理会诊、护理病例讨论。

(4) 参加省、医院组织的短期管理培训班或专题讲座等教学活动。

(5) 参加在职继续教育学习。

三、质量改进是持续不断上升的过程

质量管理在大部分时间依靠标准化保持质量的稳定,但随着时间的变化,管理的理念、重点会有不同,有些会过时失效,要通过再造流程,把质量推向一个新高度。随着我国公立医院的改革,临床路径、单病种付费等管理均需要在实践中不断通过管理达到目的。PDCA 管理循环是质量管理的核心。

PDCA 管理循环是由美国质量管理专家戴明于 1954 年根据信息反馈原理提出的,因此又称戴明循环。PDCA 循环就是按照计划(plan,P)、实施(do,D)、检查(check,C)、处理(action,A)四个阶段来进行质量管理的。PDCA 管理循环 4 个阶段可分为 8 个步骤:

(一) P 阶段(即计划阶段)

(1) 分析现状,找出存在的质量问题。计划阶段也是找问题阶段,通过调查情报拟定方针,决定目的,在此基础上,目标不确定不能实施管理。目标制定应注意:目标依时代发展方针而定,各位管理者均应有目标的方针,大到医院,小到一个科室。目标的制定应有根据，以往的检查也好，不良事件上报分析也好，新的时代技术也好，将这些基础性信息加以综合分析，然后提出改进方案。也可以采取横断面调查的方式来作为某项指标制定的基础，如静脉输液外渗发生率，可根据科室自评和静脉治疗组成员的现场督察核实，借鉴美国静脉输液护理学会制定的渗出分级标准进行全面调查，在此发生率基础上制定医院改进目标。

(2) 分析产生问题的各种可能影响因素。可以采用鱼骨图方法、头脑风暴法，吸收各层级人员进行充分讨论。

(3) 找出主要因素。

(4) 针对主要因素，制定工作计划和措施。

科学的方法来自尽可能多的情况信息，需要综合决定，在以病人为中心的核心思想指导下，各部门需同心协力向着同一个目标，从各自的角度提出共同的方向，避免最终结果的不一致。目标需具体，且尽可能有期限，如1～3个月为基准，4～9个月目标达成并提高等。目标的制定需要有一贯性，越到基层越应该细致。

(二) D阶段

按照制定的计划措施认真执行；重点是将制定的目标、计划、措施落实到各个执行部门和各级人员。

(三) C阶段

根据计划要求，检查实际执行结果，判断是否达到预期效果；衡量和考察取得的效果，并注意发现新问题。在护理质量管理中有了计划就要去实施，去检查，去处理，不然质量水平无法提高。不检查计划和任务落实情况，其结果是空洞的管理，仅经教育、下达命令，不能说管理者就尽到了职责，标准、人员、设备并非完美无缺，计划、命令、标准需有人来有效执行，管理者的重要职责是复核所布置的工作是否按照规范和标准在进行，复核应在标准基础上根据目标任务，运用适宜的评价表或核查表，依序核查。

(四) A阶段

处理总结，把成功经验纳入标准规范，对失败教训记录在案，防止再发生；提出这一循环存在的问题，转入下一个PDCA循环。循环的关键环节是A，即处理阶段，对经验进行总结，纳入各级人员的讨论，听取基层的意见，把成功经验纳入有关各项标准、规范、制度中，作为今后的借鉴或指南；把失败教训记录在案，寻找新的防范措施，防止再发生或对原来的标准进行修订，只有这样，才能使工作在已有的基础上进一步提高。处理阶段具有承上启下的作用，它是实现理论到实践再至实

践到理论两个飞跃的重要条件，因此要倍加重视。

因此 PDCA 循环是一个有机整体。计划、实施、检查、处理四个阶段缺一不可。PDCA 循环是综合性循环，每循环一次就提高一步，医院、护理部、各科室和个人，不同的大、中、小 PDCA 循环，大环套小环，小环保大环，互相衔接，互相促进。见图 1.1。

PDCA 循环是不断上升的循环。PDCA 循环是呈螺旋式上升的循环。每一次循环都要解决一些实际问题，使质量有所提高，下次的循环在此提高的基础上再次进行。见图 1.2。

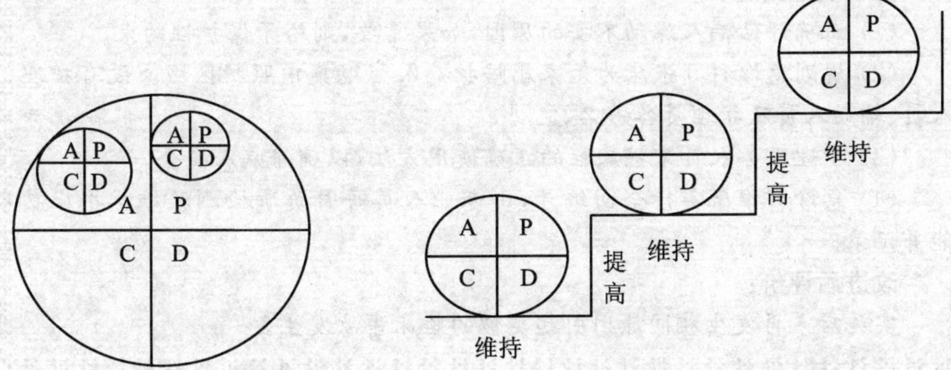

图 1.1　衔接式 PDCA 循环　　　　图 1.2　螺旋式 PDCA 循环

持续的质量改进需要各级管理者和全体护士的参与，需充满开拓精神，建立持续改善的氛围。各级人员职责明确，护理质量安全管理委员会和科室一线护士均需站在不同的立场寻找问题，积极听取来自病患、同行对现状不满的批评和建议，以求得更好的方法、优良的品质和系统的完善。对于非系统而是个人的因素，必要时也需实施人员调岗。

案例介绍：急诊科病人坠床不良事件持续改进

情景描述：

（1）急诊科患者，无家属陪护，呼吸困难，氧气吸入，躁动不安。

（2）双侧床栏使用，坠床时一侧床栏未妥善固定。

（3）护理人力：该留观区当天有 10 位病人，一位护理人员，一位护理员。该护理人员正在给 7 床打针，护理员在其他区帮忙。

(4) 病人不慎翻落床下,脸部着地造成额头撕裂伤。

原因分析:

(1) 各级人员教育训练不足。

(2) 新进辅助人员对病人生活照护需求不熟悉。

(3) 机动照护人力安排未到位。

(4) 未建立推床定期检修及维护制度。

持续改进措施:

(1) 正确评估病人躁动不安的原因,如果需要,则给予保护性约束。

(2) 规划急诊科5张床为无家属陪护病人留观集中照护区域。设有护理人员、辅助人员及护理员各一名。

(3) 护理服务人员掌握床栏的正确使用方法,以确保病人安全。

(4) 急诊科推床实行全面编号,由专业人员每月负责检测及维护推床功能并记录。

改进后评价:

实施后未再发生相同原因引起类似的坠床事故发生。

四、影响护理质量的因素

护理质量控制的过程包括3个步骤:确定标准、衡量成效和纠正偏差。随着优质护理服务模式和责任分工方式的深入,突出以病人为中心和以护士能力建设为核心的质量标准就显得格外重要。因此在质量标准的设计上就要随着形式的变化而变化。

(一)突出以病人为中心和以护士能力为核心的质量标准制定

所谓质量标准,就是测量实际的或预期的工作成果的尺度,是护理质量管理的基础,是护理实践的依据,是衡量护理工作或单位及个人的工作数量、质量的标尺。标准是根据计划制定的,是针对计划目标的完成具有重要意义的关键点。确定控制标准,首先应明确能反映目标特性及影响目标实现的对象或要素,然后根据计划需要,制定专门的标准。一方面从专业的角度,对护理内容进行质量考评;另一方面,从工作任务、检查内容,以至评分标准上都贯穿"以病人为中心"的思想,重视患者对护理工作的效果评价。所以护理质量应有不同的项目、种类及一系列具体标

准，形成护理质量管理的体系。

随着护理模式的改变和护士分工方式的改革，突出以病人为中心的责任制管理标准、以护士岗位适任能力为核心的业务技术质量管理标准，对质量进行评价的方法、分析、统计等质量管理方法及标准，成为目前应深入研究的课题。传统的护理质量标准多以护理项目为主要评价对象，如特级护理、一级护理质量、护理安全质量、急救药械质量等。各级医院考核科室质量常用的方法是评分法，如百分法，以百分为基础，将护理工作与质量标准对照，根据检查中发现的问题进行分值扣分。该方法实用，可用于院与院、科室与科室之间的质量比较。可以根据各项检查项目的权重比例，综合各项评价进行科室质量的比较。也可根据某项护理技术操作合格率、健康教育知晓率等评价护理某项工作质量。“率”的计算一般以检查合格数为分子，以抽检总数为分母，得出该评价项目的百分率。合格率、发生率等结果可以更直观地反映该项目的分布与结果。

优质护理的核心是责任包干形势下的护士分管病人的工作质量和服务质量，从分级护理内容、护士分管病人及病人对分管护士的服务质量评价标准的制定，可以进行有效的管理，提高管理的效率。因此每一项指标的设置都应建立在科学、充分的论证和调研，以及对数据进行精确统计分析的基础上，并且充分考虑到其科学性、实用性、可操作性及代表性、灵敏性等原则。

（二）以管理工具衡量成效

此阶段是为了确定实际工作成效。管理者应首先收集必要的信息，经过汇编和分析，将信息反映出实际成效，然后将实际成效与标准进行比较，确定计划执行的进度及出现的偏差。在某些活动中，出现一些偏差是在所难免的，但要确定可以接受的偏差范围。管理者要把握好偏差的大小和方向，以做好护理质量的控制工作。统计方法是能客观真实地反映质量管理工作的数据，运用统计指标作出正确解释，通过局部推断全面结论。加强管理方法的学习与研究，对于贯彻预防为主、进行质量管理的有效控制，提高护理质量是非常重要的。

（三）以持续改进纠正偏差

标准和成效之间总存在着一定的偏差，对已经发生和预期将要发生的偏差，须分析原因并及时采取纠正和防范措施，这是控制工作的关键。它体现了控制职能的目的，并通过纠正误差，把控制和其他管理职能联合起来，使管理过程成为一个完整的系统。护理质量评价方法很多，可根据收集数据的特性采用不同的方法与目标进行比较分析。

第二章 护理质量管理工具及其应用

讲管理，必然要谈到改进。要想改进，自然就要了解管理的重要性。既不进行充分的分析，又没有确实的技术方法，那就不可能提高质量标准，更不能创造出适用于管理的管理路线图。做好护理质量管理需要制定科学的质量评价标准，通过质量管理委员会、专项护理质量管理小组、质控护士的全程控制，采用实用的评价方法，对存在的问题进行系统分析，确保下一阶段循环中减少此类问题的发生，达到持续改进的目的。

第一节 核查表法

一、概述

核查表最早出现于20世纪20年代，其后被用于安全评价领域当中，并经过不断的修改和发展，形成了安全核查表法(Safety Checklist，SCL)。核查表法形式多样，可以对现有的设备、设施、流程或系统等评价对象进行评价，并可获得定性的评价结果。一般来说，核查表的核查项目都有严格的标准要求和相应的评价计分标准，根据标准确定核查项目，把核查项目按单元或层次的组成顺序编制成表格，以提问或现场观察方式确定各核查项目的状况，用简单的记号填写到表格对应的项目上，从而对系统的安全状态进行评价。

二、定义

核查表是一种为了便于收集数据，使用简单记号填写记录核查情况，作为核对使用或进一步对核查数据进行统计分析而设计的一种表格或图表。核查表法是QC七大方法中较常用的一种基础方法，用于定期或不定期核查时收集资料并统计，作为质量改善的依据。

三、核查表的分类

按照用途可分为：记录用核查表和点检用核查表。

1. 记录用核查表

主要用于根据收集的数据以调查不良项目、不良原因及缺陷的分布等情况。例如，某医院制定的压疮护理风险核查表（表 2.1）。

表 2.1　压疮护理风险核查表

科室							
被核查护士							
压疮	压疮评估、处理和报告制度知晓						
	压疮评估规范首次评估，一周至少 1～2 次						
	能正确应用 Braden 评分						
	预防压疮措施落实到位						
	翻身体位与记录一致						
	发生的压疮处理及时、正确和规范						
	发生压疮记录及时、准确，与实际情况相符合						
	护士知晓压疮上报流程						
	完成率						

核查人：　　　　　　日期：

备注：　　　　　　1=完成　　　　　2=未完成　　　　　3=未涉及

2. 点检用核查表

主要是为了确认系统或流程重点环节的落实，或是为了预防不良事件的发生，确保安全。如卫生部手术安全核查表（表 2.2）。

表 2.2　手术安全核查表

科　别：__________　患者姓名：__________　性别：__________　年龄：__________

病案号：__________　麻醉方式：__________　手术方式：__________

施术者：__________　手术日期：__________

麻醉实施前	手术开始前	患者离开手术室前
患者姓名、性别、年龄正确： 是 □ 否 □ 手术方式确认：是 □ 否 □ 手术部位与标识正确： 是 □ 否 □ 手术知情同意：是 □ 否 □ 麻醉知情同意：是 □ 否 □ 麻醉方式确认：是 □ 否 □ 麻醉设备安全检查完成： 是 □ 否 □ 皮肤是否完整：是 □ 否 □ 术野皮肤准备正确： 是 □ 否 □ 静脉通道建立完成： 是 □ 否 □ 患者是否有过敏史： 是 □ 否 □ 抗菌药物皮试结果： 有 □ 无 □ 术前备血：有 □ 无 □ 假体□/体内植入物□/影像学资料□ 其他：__________	患者姓名、性别、年龄正确： 是 □ 否 □ 手术方式确认：是 □ 否 □ 手术部位与标识确认： 是 □ 否 □ **手术、麻醉风险预警：** 手术医师陈述： 预计手术时间 □ 预计失血量 □ 手术关注点 □ 其它 □ 麻醉医师陈述： 麻醉关注点 □ 其它 □ 手术护士陈述： 物品灭菌合格 □ 仪器设备 □ 术前术中特殊用药情况 □ 其它 □ 是否需要相关影像资料： 是 □ 否 □ 其他：__________	患者姓名、性别、年龄正确： 是 □ 否 □ 实际手术方式确认： 是 □ 否 □ 手术用药、输血的核查 是 □ 否 □ 手术用物清点正确： 是 □ 否 □ 手术标本确认：是 □ 否 □ 皮肤是否完整：是 □ 否 □ **各种管路：** 中心静脉通路 □ 动脉通路 □ 气管插管 □ 伤口引流 □ 胃管 □ 尿管 □ 其他______ □ **患者去向：** 恢复室 □ 病房 □ ICU 病房 □ 急诊 □ 离院 □ 其他：__________
手术医师签名：__________　麻醉医师签名：__________ 手术室护士签名：__________		

四、核查表的实施

(1) 明确目的:要明确核查的目的,便于对数据进行分析,提出改善的对策。

(2) 确定核查项目:选择关键环节或核查要点,不能忽略主要的、潜在不安全因素。

(3) 明确抽检方式:全检、抽检。

(4) 明确核查方式:核查对象、核查基数、核查数量、核查时间与周期、核查者及记录符号。

(5) 设计核查表并实施:根据以上要求,核查表要包括分类、核查要点、核查情况、核查日期及核查者签名。每项核查要点定义明确,简单容易理解,便于操作,以提问方式列出,核查情况一般用"是"、"否"或者用"√"、"×"表示。同时,要注意核查表应随环境的变化、设备的更新、流程的改进和核查所存在问题而不断修订、变更和完善。

(6) 整理分析核查结果:核查结果统计完成即可利用 QC 七大手法中的柏拉图法整理分析,以便把握问题的核心。根据核查的数据整理分析:结果是否能代表某些事实?数据是否集中在某些核查项目或各项目之间是否具有差异?是否因核查时间的不同而发生变化?根据核查结果分析能否发现问题,提出改善措施。

五、核查表的应用

核查表重点突出,目标明确,可以帮助核查者在最短的时间内完成重点环节的确认或所需要数据的收集,是从事日常质量管理和安全管理的重要工具。目前,许多行业都已经编制了具有专业特点的核查表,并可以直接应用到安全评价中,医疗护理质量管理领域中也已广泛应用。中国医院协会参考 WHO 手术安全核查内容并结合我国实际情况,于 2009 年 2 月推出《手术安全核查表》,通过执行术前、术中及术后由麻醉师、护士和手术医生三方共同再确认制度,降低了手术风险,确保手术安全。《手术安全核查表》即点检用核查表,以打"√"的形式确保重点环节的准确,医疗护理核心制度的准确执行亦可通过核查表来落实。某医院结合护理情况,制定出输血安全核查表、护理风险防范核查表、护理核心制度核查表、急救门诊专项护理质量核查表、重症监护病房专项护理质量核查表。此类核查表可用于科室护士自查和护理三级质量控制的定期专项检查,护士自查可以防范重点环节的遗漏,确保护理安全;专项检查可以通过检查数据发现问题,寻找原因,提出改进措施，促进护理质量的持续改进。

应用核查表进行护理质量检查中，最好对同一检查项目在一周内或在一天的不同时段再次核查，因为工作状态在节假日或夜班等薄弱时段可能会有所不同，同时也可对前一次核查出的问题进行再追踪评价。

第二节　层　别　法

一、定义

层别法又称分类法、分组法。用来将混杂在一起的不同类型数据按照一定的标志或目的进行归类、整理和汇总，以便找出数据统计规律的方法。该方法是把所搜集的质量数据性质相同、条件相同的归为一组，把划分的组叫做“层”。严格说来，分层法只能是一种方法而不能作为一种质量管理工具。它常与其他统计方法结合起来使用，如分层直方图法、分层排列图法、分层控制图法、分层散布图法和分层因果图法等。

二、分层法的应用步骤

分层法的应用步骤如下：

(1) 收集数据。

(2) 将收集到的数据根据不同的目的选择分层标志。

(3) 按目的、要求分层。

(4) 按层归类。

(5) 根据分层结果结合其他的方法进行质量改进。

三、作用

分层法是质量管理中分析处理质量问题的有效方法。日本企业界有人认为，分层法是分析处理问题成败的关键之一。分层的结果使数据各层间的差异突出地显示出来，层内的数据差异减少了。在此基础上再进行层间、层内的比较分析，可以更深入地发现和认识质量问题的原因。由于产品质量是多方面因素共同作用的结果，因而对同一批数据，可以按不同性质分层，使我们能从不同角度来考虑、分析产品存在的质量问题和影响因素。

四、注意事项

运用分层法时应根据分层的目的，按照一定标准加以区分，将性质相同的分为一组，组内的数据波动幅度尽可能小，不同组之间的差别尽可能大，使数据反映的事实更突出、明显，以便找出产生问题的原因。分层的目的不同，分层的标志也不一样。一般地，可选择以下分层标志：

(1) 人员。按不同的人或按年龄、性别、职称分层。

(2) 机器。按设备类型、不同的生产线以及新旧程度分层。

(3) 材料。按产地、批号、规格等分层。

(4) 方法。按不同的工艺要求、操作方法分层。

(5) 测量。按测量设备、测量方法、测量人员、测量取样方法和测量部位等分层。

(6) 时间。按不同的生产日期和生产班次分层。

(7) 环境。按季节、清洁度、温度、湿度等分层。

(8) 其他。如按不同的使用地区等分层。

五、应用

将所收集的数据按其分类列明，并将每类隶层关系逐项向下层展开。图 2.1 为某医院运用分层法对某年度发生的护理给药差错原因进行分析的实例示意。也可以分层到时间、项目来源，见表 2.3。

表 2.3　按时间、项目来源分析给药差错

项目	内　容
时间	日，周，月，季节……
作业者	个人，组，熟练度，年龄，男女……
类型	压疮来源、压疮分级、压疮部位……

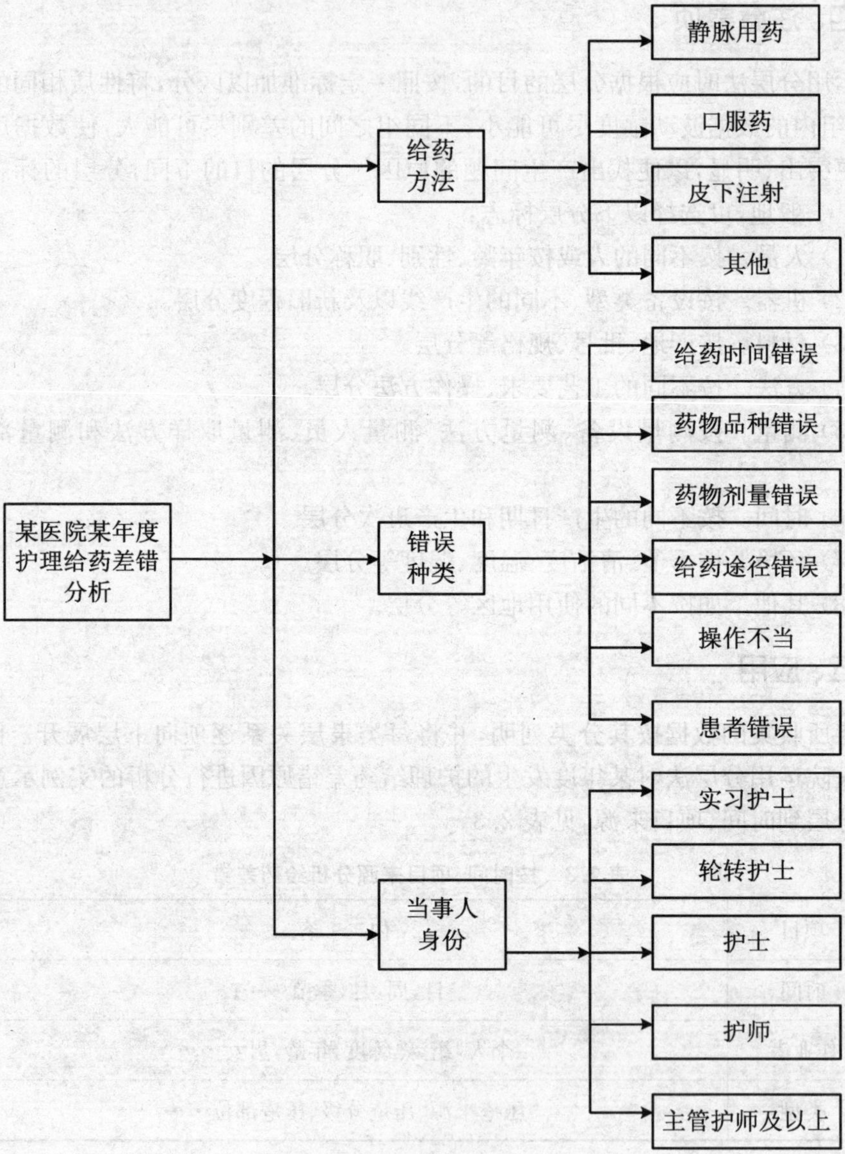

图 2.1　护理给药差错分析

第三节 直 方 图

一、概念

直方图(Histogram),又称柱状图、质量分布图,它是表示资料变化情况的一种主要工具。用直方图可以解析出资料的规则性,比较直观地看出产品质量特性的分布状态,对于资料分布状况一目了然,便于判断其总体质量分布情况。在制作直方图时,首先要对资料进行分组,因此如何合理分组是其中的关键问题。按组距相等的原则进行的两个关键数位是分组数和组距。直方图是一种几何形图表,是根据从生产过程中收集来的质量数据分布情况,画成以组距为底边、以频数为高度的一系列连接起来的直方型矩形图,如图 2.2 所示。

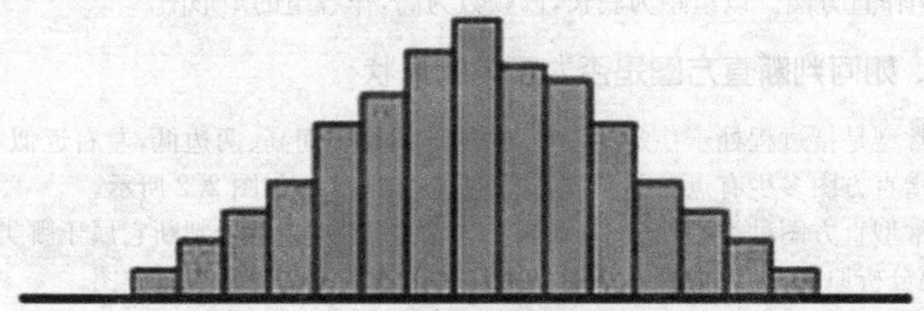

图 2.2 正常型直方图

二、目的

作直方图的目的就是通过观察图的形状,判断生产过程是否稳定,预测生产过程的质量。具体来说,作直方图的目的有:

(1) 把握数据的分布量。

(2) 把握数据的整体模样。

(3) 把握数据具有的散布状况。

(4) 把握数据中心的位置。

(5) 比较数据和规格值,可以一次获得多种信息。

直方图将数据根据差异进行分类,特点是可以一目了然地掌握差异。

三、直方图的绘制方法

(1) 集中和记录数据,求出其最大值和最小值。数据的数量应在 100 个以上,在数量不多的情况下,也应超过 50 个。我们把分成组的个数称为组数,每一个组的两个端点的差称为组距。

(2) 将数据分成若干组,并做好记号。分组的数量在 5～12 之间较为适宜。

(3) 计算组距的宽度。用最大值和最小值之差去除组数,求出组距的宽度。

(4) 计算各组的界限位。各组的界限位可以从第一组开始依次计算,第一组的下界为最小值减去最小测定单位的一半,第一组的上界为其下界值加上组距。第二组的下界限位为第一组的上界限值,第二组的下界限值加上组距,就是第三组的下界限位,依此类推。

(5) 统计各组数据出现频数,作频数分布表。

(6) 作直方图。以组距为底长,以频数为高,作各组的矩形图。

四、如何判断直方图是否为正常的形状

正常型是指过程处于稳定的图型,它的形状是中间高、两边低,左右近似对称。近似是指直方图多少有点参差不齐,主要看整体形状。如图 2.2 所示。

异常型直方图种类则比较多,如果是异常型,还要进一步判断它属于哪类异常型,以便分析原因,加以处理。下面介绍几种比较常见的异常型直方图。

(一) 孤岛型

在直方图旁边有孤立的小岛出现,如图 2.3 所示。当这种情况出现时,一定是过程中有异常原因。例如,原料发生变化,不熟练的新工人替人加班,测量有误等,都会造成孤岛型分布,应及时查明原因,采取措施。

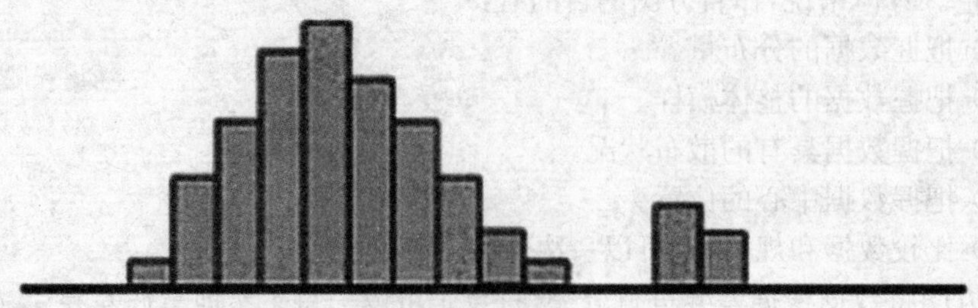

图 2.3　孤岛型直方图

（二）双峰型

直方图中出现了两个峰，如图 2.4 所示。这是由于观测值来自两个总体、两个分布的数据混合在一起造成的。例如，两种有一定差别的原料所生产的产品混合在一起，或者就是两种产品混在一起，此时应当加以分层。

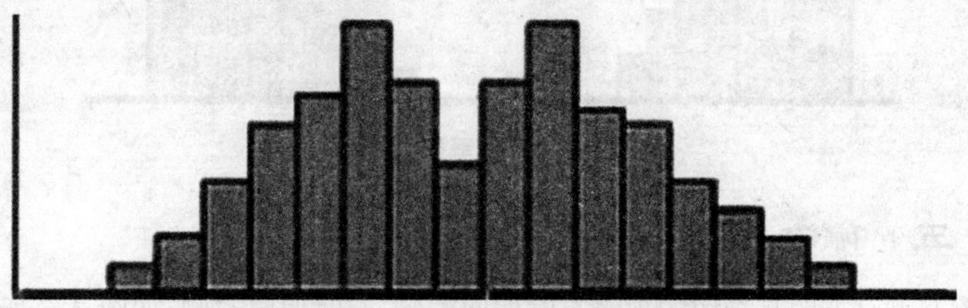

图 2.4 双峰型直方图

（三）折齿型

直方图出现凹凸不平的形状，如图 2.5 所示。这是由于作图时数据分组太多，测量仪器误差过大，或者观测数据不准确等原因造成。此时应重新收集数据、整理数据。

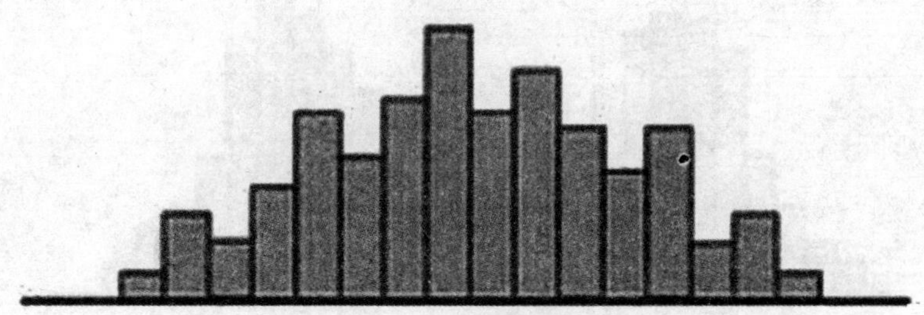

图 2.5 折齿型直方图

（四）陡壁型

直方图像高山样陡壁，并向一边倾斜，如图 2.6 所示。通常表现在产品质量较差时，为了取得符合标准的产品，需要进行全数检查，以剔除不合格品。当用剔除了不合格品的产品数据作频数直方图时容易产生这种陡壁型，这是一种非自然形态。

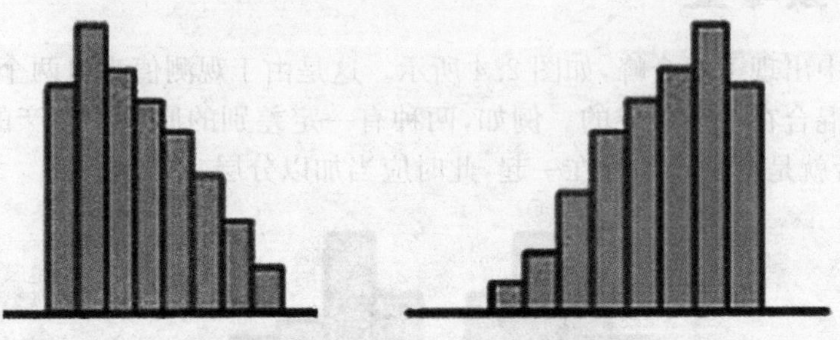

图 2.6 陡壁型直方图

（五）偏态型

偏态型直方图是指图的顶峰有时偏向左侧、有时偏向右侧，如图 2.7 所示。由于某种原因使下限受到限制时，容易发生偏左型。例如：用标准值控制下限，摆差等形位公差，不纯成分接近于 0，疵点数接近于 0 或由于工作习惯都会造成偏左型。由于某种原因使上限受到限制时，容易发生偏右型。例如：用标准尺控制上限，精度接近 100%，合格率也接近 100%，或由于工作习惯等都会造成偏右型。

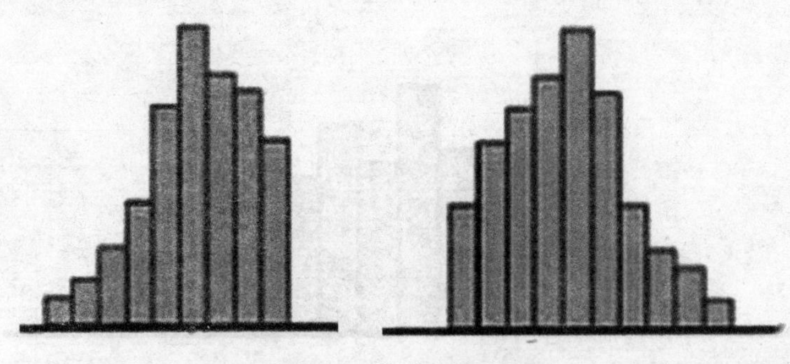

图 2.7 偏态型直方图

（六）平顶型

直方图没有突出的顶峰，呈平顶形状，如图 2.8 所示。形成这种情况一般有三种原因：① 与双峰型类似，由于多个总体、多种分布混在一起；② 由于生产过程中某中缓慢的倾向在起作用，如工具的磨损、操作者的疲劳等；③ 质量指标在某个区间中均匀变化。

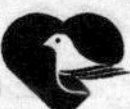

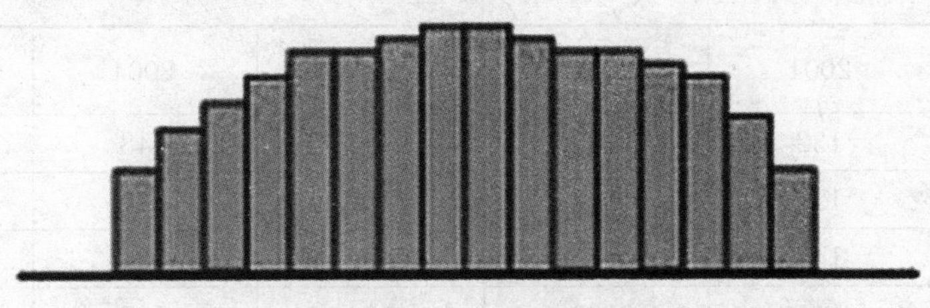

图 2.8 平顶型直方图

五、绘制直方图的注意事项

(1) 确定组数要恰当。画直方图确定的组数可以不同,即对一批数据来说,组数可以不是同一个值。不过组数虽然不是唯一确定的,但是也是有一定标准的。除了可按确定组数的公式推算组数外,还可根据经验判断法来确定组数。一般样本数与分组数有相应的对应关系。分组是否恰当,直接影响到直方图的观察分析。当分组数太少时,会掩盖各组内数据的变动情况;当分组数太多时,会使各组数据量的多少差别悬殊,有时还可能使其中一组无数据,因而看不出分布的规律。

(2) 确定组界时,注意要比数据值精确一个小数点,必要时可在算出的组界上加上或减去 0.5,这样做的目的是使每个数据都能准确归组。

(3) 直方图的比例尺寸一般是:频数最多的组的高度与尺寸范围,即横、纵坐标宽的比例为 1∶1(或 0.6∶1)为好;否则画出的频数直方图会出现太“胖”或太“瘦”的现象,在对直方图分析时容易发生误解。

(4) 完整的直方图不可缺少必要的标注。

六、应用举例

(一) 收集数据

某省各地区医院近 5 年不良事件发生例数列于表 2.4。

表 2.4 某省各地区医院 5 年不良事件发生例数

地区 \ 年	2001	2002	2003	2004	2005
A	138	146	161	168	146
B	150	158	138	173	135
C	164	140	126	142	145

(续)表 2.4

年 地区	2001	2002	2003	2004	2005
D	132	125	147	148	176
E	129	147	153	142	156
F	144	149	157	136	152
G	144	163	154	165	135
H	140	135	150	145	128

（二）测定值的数

$$n=40$$

（三）确定数据范围

$$R(\text{数据的范围})=176(\text{最大值})-125(\text{最小值})=51$$

（四）区间数(k)决定方法

(1) 利用图表,参照表 2.5、表 2.6 和图 2.11。

(2) $k=\sqrt{n}$

（五）区间大小

$$\text{区间大小}=R\ /\ k=51/5\approx 10$$

（六）测定单位$\frac{1}{2}$值

测定单位的$\frac{1}{2}$值:0.5。

（七）区间边界

区间的边界作成:最小值－测定单位的$\frac{1}{2}$值,如表 2.5 所示。

表 2.5　区间边界值

测定 DATA 数(n)	30～50	51～100	101～250	250 以上
区间数(n)	5～7	6～10	7～12	10～20

（八）求出度数的分布

求出度数的分布，如表2.6所示。

表2.6 度数分布

区间数	区间界线	区间代表值	Check Sheet	频度数
1	124.5～134.5	129.5	/////	5
2	134.5～144.5	139.5	///// ///// ///	13
3	144.5～154.5	149.5	///// ///// //	12
4	154.5～164.5	159.5	///// /	6
5	164.5～174.5	169.5	///	3
6	174.5～184.5	179.5	/	1

（九）画直方图

根据上述步骤，画出直方图，如图2.9所示。通过图2.9可以直观地看出近5年来某地区各医院发生不良事件例数的分布情况，其中例数集中在139～149之间。

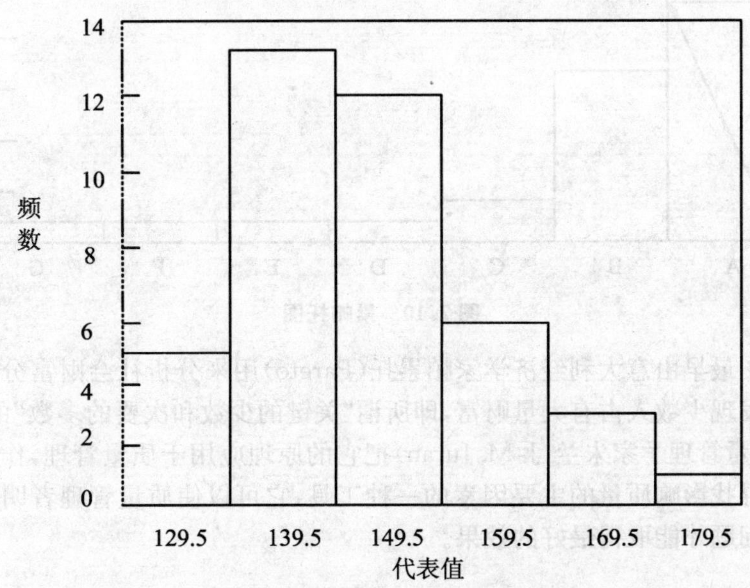

图2.9 某省各地区医院近5年发生不良事件直方图

第四节　排 列 图 法

一、概述

排列图法(pareto chart),又称累帕托图、主次因素分析图、巴雷特图,排列图是为寻找主要问题或影响质量的主要原因所使用的图,它是由两个纵坐标、一个横坐标、几个按高低顺序依次排列的长方形和一条累计百分比折线所组成的图,其形式如图 2.10 所示。

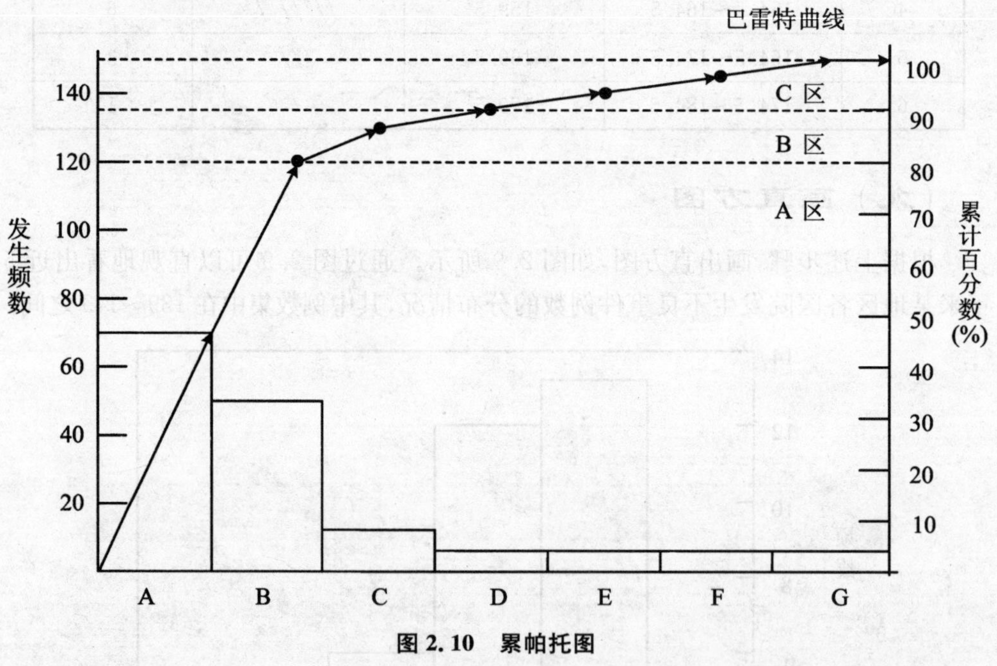

图 2.10　累帕托图

排列图最早由意大利经济学家帕累托(Pareto)用来分析社会财富分布状况而得名。他发现少数人占有大量财富,即所谓"关键的少数和次要的多数"的关系,后来,美国质量管理学家朱兰(J. M. Juran)把它的原理应用于质量管理,作为改善质量活动中寻找影响质量的主要因素的一种工具,它可以使质量管理者明确从哪里入手质量问题才能取得最好的效果。

二、定义

排列图是根据“关键的少数和次要的多数”的原理，将数据分项目排列作图，以直观的方法来表明质量问题的主次及关键所在的一种方法，是针对各种问题按原因或状况分类，把数据从小到大排列而做出的累计柱状图。

三、排列图的作用

（1）确定影响质量的主要因素。通常将影响因素分为3类。在累计频率80%～90%两处画两条横线，把图分为3个区域，累计频率在80%以内的为A类因素，即主要因素；累计频率在80%～90%的为B类因素，即次要因素；累计频率在90%～100%的为C类因素，即一般因素。由于A类因素已包括80%存在的问题，重点做好这方面的防范工作，大部分质量问题也就解决了。

（2）根据影响因素的影响程度大小，确定采取措施的顺序。

（3）动态排列图可评价采取措施的效果。一般在采取措施后，为验证效果，要重新画巴雷特曲线，以便评价采取措施的效果。

四、结构

排列图用双直角坐标系表示，左边纵坐标表示频数，右边纵坐标表示频率。分析线表示累积频率，横坐标表示影响质量的各项因素，按影响程度的大小（即出现频数多少）从左到右排列，通过对排列图的观察分析可以抓住影响质量的主要因素。曲线表示各影响因素大小的累计百分数，这条曲线称累帕托曲线（排列线）。

排列图在质量管理中的作用主要是用来抓质量的关键性问题。现场质量管理往往有各种各样的问题，应从何下手，如何下手，如何抓住关键。一般说来，任何事物都遵循“少数关键，多数次要”的客观规律。要提高质量管理的效果，应以发生率最高的少数几个关键问题为质量改善的目标。

五、排列图的作图步骤

1. 确定评价问题的尺度（纵坐标）

排列图主要是用来比较各个问题（或一个问题的各个原因）的重要程度。评价各个问题的重要性，必须有一个客观尺度。确定评价问题的尺度，即决定作图时的纵坐标的标度内容。

2. 确定分类项目(横坐标)

一个大的问题包括哪些小问题,或一个问题与哪些因素有关,在作图时必须明确。分类项目表示在横坐标上,项目的多少决定横轴的长短。

3. 按分类项目搜集数据

笼统的数据是无法作图的。作图时必须按分类项目搜集数据。搜集数据期间无原则的规定,应随所要分析的问题而异,例如,可按日、周、旬、月、季、年等。划分作图期间的目的是便于比较效果。

4. 统计记录数据

统计某个项目在该期间的记录数据,首先统计每个项目发生的频数,它决定直方图的高低。然后根据需要,统计各项频数所占的百分比(频率)。最后,可按频数(频率)的大小顺序排列,并计算累计百分比,画成排列图用表。

5. 画排列图中的直方图

一般画图最好用坐标纸,纵横坐标轴的标度要适当,纵轴表示评价尺度,横轴表示分类项目。在横轴上,按给出的频数大小顺序,把分类项目从左到右排列。“其他”一项不论其数值大小,务必排在最后一项。在纵轴上,以各项之频数为直方图高,以横轴项目为宽度,一一画出对应的直方图。图宽应相同,每个直方之间不留间隙,如果需要分开,它们之间的间隔也要相同。

6. 画排列线

为了观察各项累计占总体的百分比,可按右边纵坐标轴的标度画出排列线(又称帕累托线)。排列线的起点,可画在直方图的中间、顶端中间或顶端右边的线上,其他各折点可按比例标注,并在折点处标上累计百分比。

7. 在排列图上标注有关事项和标题

搜集数据的期间(何时至何时)、条件(检查方法、检查员等)、检查个数、不合格总数等,必须详细记载,在质量管理中这些信息都非常重要。

六、绘制排列图的注意事项

(1) 一般来说,主要原因是一两个,至多不超过三个,就是说它们所占的频率

必须高于 50%(如果分类项目少时,则应高于 70%或 80%);否则就失去找主要问题的意义,要考虑重新进行分类。

(2) 纵坐标可以用"件数"或"金额"、"时间"等来表示,原则是以更好地找到"主要原因"为准。

(3) 不重要的项目很多时,为了避免横坐标过长,通常合并列入"其他"栏内,并置于最末一项。对于一些较小的问题,如果不容易分类,也可将其归为"其他"项里。如"其他"项的频数太多时,需要考虑重新分类。

(4) 为作排列图而取数据时,应考虑采用不同的原因、状况和条件对数据进行分类,如按时间、设备、工序、人员等分类,以取得更有效的信息。

七、排列图举例

对某医院某年度发生的护理不良事件进行统计,并按不良事件的类型做出统计表,作出排列图并进行分析(见表 2.7)。

表 2.7　某医院某年发生护理不良事件情况统计

护理不良事件类型	跌倒	烫伤	意外拔管	坠床	自杀	其他
护理不良事件发生例数	36	8	12	4	2	4

作图步骤:

(1) 按排列图的作图要求将护理不良事件进行重新排列。

(2) 计算各排列项目所占百分比(频率)。

(3) 计算各排列项目所占累计百分比(累计频率)。

(4) 根据各不良事件类型的统计数(频数)画出排列图中的直方图。

(5) 根据各排列项目所占累计百分比画出排列图中的排列线。

以上步骤见表 2.8 和图 2.11。

表 2.8　排列图步骤表

护理不良事件类型	跌倒	意外拔管	烫伤	坠床	其他	自杀	总计
护理不良事件发生例数	36	12	8	4	4	2	66
频率(%)	54.55	18.18	12.12	6.06	6.06	3.03	100
累计频率(%)	54.55	72.73	84.85	90.91	96.97	100	

分析:从图 2.11 中可以看出,跌倒、意外拔管两项不良事件累计百分比占72.73%,为A类因素,是要解决的主要问题。

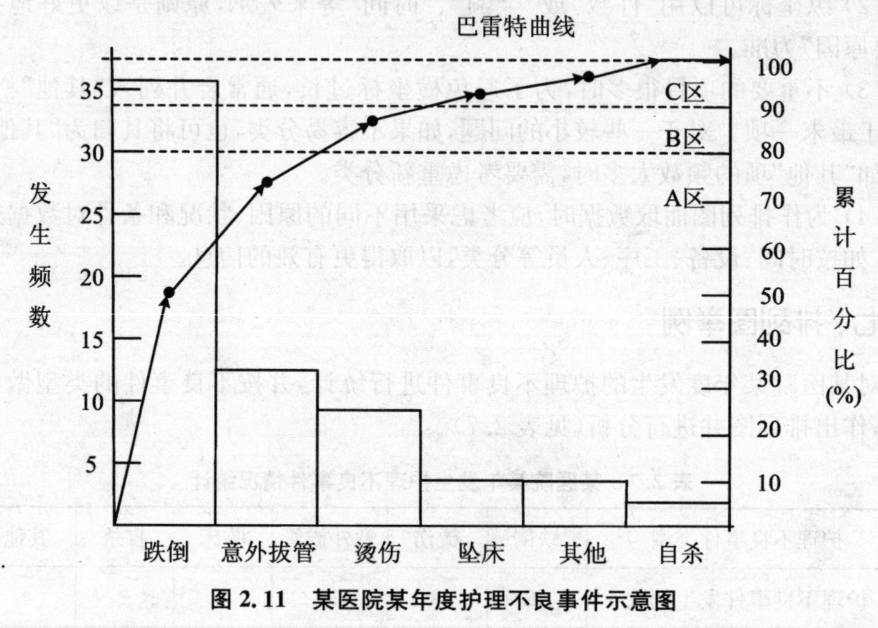

图 2.11　某医院某年度护理不良事件示意图

第五节　特性要因图

一、概述

(一) 定义

特性要因图,又名因果分析图,由日本管理大师石川馨先生发明的,形状像鱼骨,也叫石川图、鱼骨图,它是把对某项质量特性具有影响的各种主要因素加以归类和分解,由大到小,由粗到细,寻根溯源,并用箭头表示其间关系的一种图示方法,是质量管理中常用的工具之一。

(二) 结构

(1) 特性是指生产过程或工作过程出现的结果,比如尺寸、强度、不合格率、不良事件数等;所提出的特性必须是能通过管理工作和技术、流程等改进措施予以解

决的问题。

(2) 要因是指给工作结果带来影响的各种原因，一般是导致质量特性发生分散的主要因素。

(3) 所谓鱼骨，是表示特性与原因或原因与原因之间关系的箭头符号，中间箭头为脊骨，是把全部原因同特性联系起来的主干；靠近脊骨的为大骨，依次类推为中骨、小骨、细骨，与之联系的即大、中、小原因，最后一直细分到可以采取具体措施的程度为止。

图 2.12 是特性要因图的的大体形状。

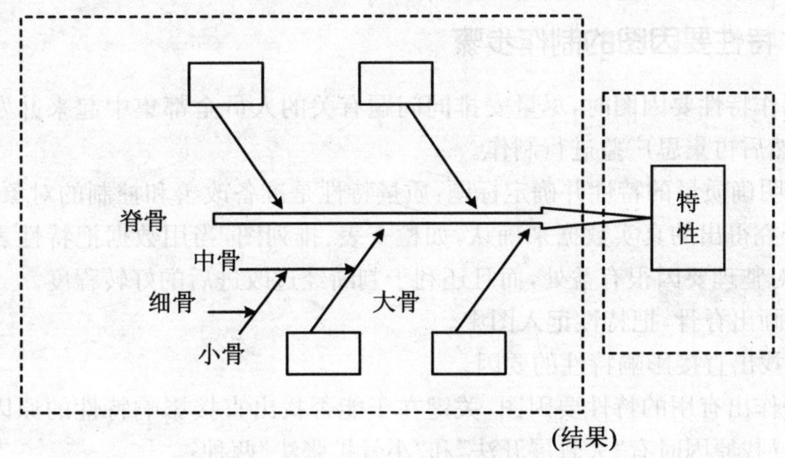

图 2.12 要因(原因)图

二、分类

特性要因图一般可分为三种类型，即整理问题型、原因型、对策型。

(1) 整理问题型鱼骨图：各要素与特性值间不存在原因关系，而是结构构成关系。

(2) 原因型鱼骨图：鱼头在右，特性值通常以"为什么……"来写。

(3) 对策型鱼骨图：鱼头在左，特性值通常以"如何提高/改善……"来写。

还有一些分类，分别为问题分解型、原因罗列型和工序分类型，这三种类型的因果图各有利弊，应根据具体情况适当地选择应用。

(1) 问题分解型的核心是不停追问结果发生的原因，一般按人、设备、材料、方法和环境等五大因素分成五个大骨，再分别找它们的影响因素作为中骨、小骨、细骨。优点是可以系统地把握各因素之间的关系，便于用箭头把原因联系起来，作图简便;但也容易遗漏较小的问题。

(2) 原因罗列型。该图的作法是用卡片或黑板将想到的所有原因罗列出来,再通过整理逐级分类,确定出大骨、中骨、小骨、细骨的关系。优点是不会漏掉主要原因,有利于全面、重点解决问题;缺点是原因之间难于用箭头正确连接,作图较麻烦。

(3) 工序分类型。工序分类型是按照生产或工作的工序顺序作为主枝,然后把对工序有影响的原因填在相应的工序上。其缺点是相同的原因可能在不同的工序上多次出现,不利于综合考虑问题发生的原因。

三、特性要因图的制作步骤

在制作特性要因图时,尽量安排同问题有关的人员全都集中起来并发表各自的意见,然后再集思广益进行制作。

(1) 明确质量的特性并确定标题:质量特性是准备改善和控制的对象,应当通过调查研究得出的真实数据来确认,如检查表、排列图,当用数据把特性表示出来时,就会对整理要因很有益处,而且还利于判断经过改进后的好转程度。

(2) 画出脊骨,把特性记入图中。

(3) 找出直接影响特性的要因。

能否作出有用的特性要因图,关键在于能否找出直接影响特性的原因。一般来说,在寻找原因时有“大骨展开法”和“小骨扩张法”两种:

1. 大骨展开法

先找出影响质量特性的大原因,一般从人(Man)、机(Machine)、料(Material)、法(Method)、环(Environment)五个方面着手,即4M1E原则。“人”指作业人员;“机”主要指机器设备;“料”指的是原料;“法”是指工作方法;“环”指作业环境。从现代质量管理和全面质量管理的角度来看,可以在传统的人、机、料、法、环五个方面加上设计、检验和信息三个因素作为大原因。根据大原因再进一步找出中原因、小原因,并依次用大骨、中骨、小骨等联系起来。注意,所分析的各层次原因之间的关系必须是因果关系,分析原因直到能采取措施为止。

2. 小骨扩张法

大家各自发表意见,把每条原因写在黑板上或请记录员将其记在卡片上,然后将相互关系最为密切的原因汇总起来并进行分类,依次整理出小原因、中原因、大

原因，再用箭头联系起来。

(1) 检查主要原因和细分原因是否有遗漏。

(2) 对于特别重要的原因要用明显的记号将其框起来。重要原因的确定，即对质量特性影响较大的因素，可用数据和排列图来确定。

四、制作特性要因图的注意事项

(1) 要将所有与问题相关的人员集中起来，广泛而充分地汇集各方面的意见，包括技术人员、生产人员、检验人员和其他辅助人员；要特别重视有实际经验的现场人员的意见。

(2) 主干线指向的特性只能是一个，即要分析和解决的问题只能是一个。

(3) 特性要因图中的原因是可以归类的，类与类之间的原因不发生联系，要注意避免因果倒置和归类不当的错误。

(4) 大原因用中性词描述（不说明好坏），中、小原因则使用形容词判断（例如……不良）。

(5) 在分析原因时，注意大原因不一定都是影响质量特性的主要原因，为了找到主要原因，可进一步调查、验证。

五、特性要因图的应用

任何一项质量问题的发生或存在都是有原因的，而且经常是多种复杂因素平行或交错地共同作用所致，要有效地解决质量问题，首先要从不遗漏地找出这些原因入手，而且要从粗到细地追究到最原始的因素，特性要因图是解决这一问题的有效工具，在质量管理中得到了广泛的应用。

下面我们以某医院某年度上报的护理不良事件为例，介绍鱼骨图的具体制作方法和应用。

1. 不良事件统计

对某医院某年度发生的护理不良事件进行统计，运用排列图分析发现，跌倒、意外拔管两项不良事件累计百分比占 72.73%（见表 2.9），为 A 类因素（见本章第四节排列图法），是要解决的主要问题。

表 2.9　某医院某年发生护理不良事件情况统计

护理不良事件类型	跌倒	意外拔管	烫伤	坠床	其他	自杀	总计
护理不良事件发生例数	36	12	8	4	4	2	66
率(%)	54.55	18.18	12.12	6.06	6.06	3.03	100
累计频率(%)	54.55	72.73	84.85	90.91	96.97	100	

2. 运用鱼骨图分析跌倒发生率高的原因

作图步骤：

(1) 召集所有与问题相关人员，大家集思广益进行讨论。请护理部主任、科护士长、病房护士长、病房护士、患者家属、陪检人员、物流中心人员均参加。

(2) 确定质量的特性(要解决的问题)，即跌倒发生率高，画出脊骨，如图 2.13 所示。

(3) 运用大骨展开法首先确定引起患者跌倒的大原因，从人、住院环境、防范方法和设备、设施四个方面着手分析，再进一步找出中原因、小原因、细原因，依次用中骨、小骨、细骨等连接。在此过程中，参加人员积极发言，采用头脑风暴法(Brain Storming，BS)进行讨论，坚持严禁批评、自由奔放、多多益善、搭便车的四个原则。

(4) 检查主要原因和细分原因是否有遗漏，核实最终的细分原因，如培训未落实、护工未及时打扫地面等是不是可以采取措施控制的因素。

(5) 从所有影响患者跌倒发生率高的原因中找出主要原因，但主要原因不一定是大原因。分析每起跌倒事件发生的原因，将 36 起跌倒事件的原因进行整理，再次运用分层法和排列图找出主要原因。将主要原因用特殊符号标记出来，如图 2.13 中的“宣教不到位”。

总之，特性要因图是用来分析质量问题的一种常用工具，可以帮助我们仔细调查事实，彻底追查原因，是修订和完善质量标准、流程、检查方法的技术资料，同时对参与讨论的各部门人员是一个相互学习的过程。

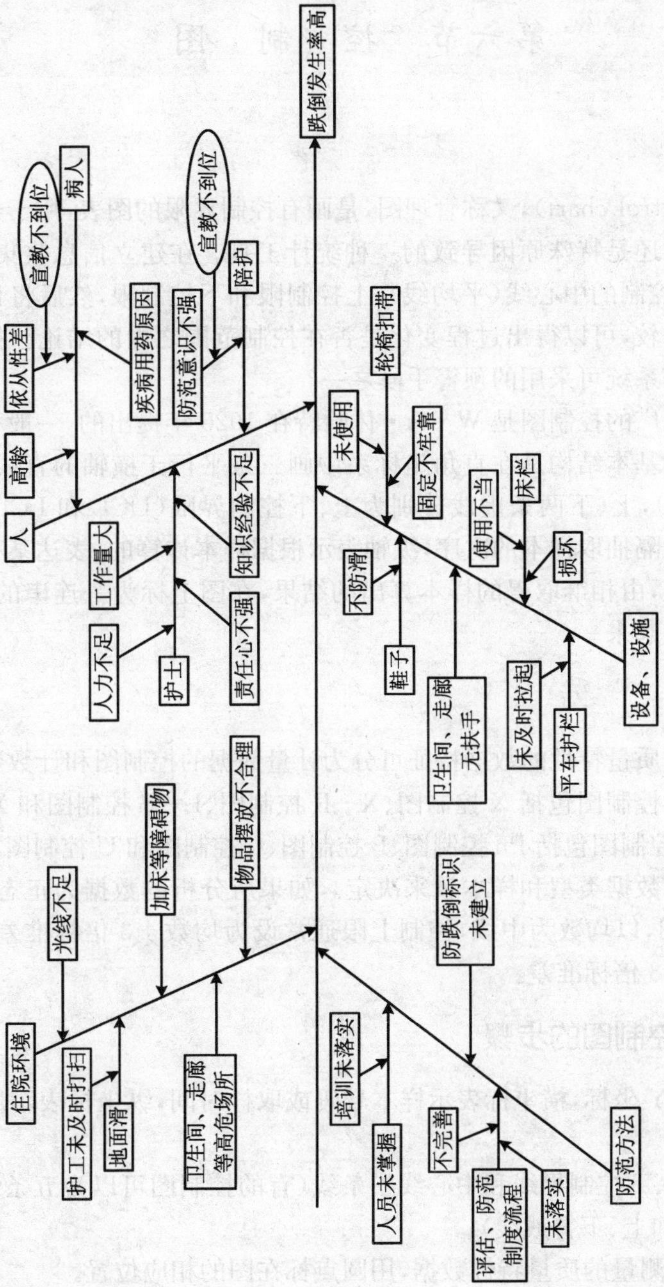

跌倒发生率高

人
护士
人力不足
工作量大
责任心不强
知识经验不足
防范意识不强
宣教不到位
陪护
病人
高龄
依从性差
宣教不到位
疾病用药原因

住院环境
光线不足
加床等障碍物
物品摆放不合理
护工未及时打扫
地面滑
卫生间、走廊等高危场所

防范方法
防跌倒标识未建立
培训未落实
人员未掌握
评估、防范制度流程
不完善
未落实

设备、设施
轮椅扣带
未使用
固定不牢靠
床栏
使用不当
损坏
鞋子
不防滑
卫生间、走廊无扶手
平车护栏
未及时拉起

图2.13　鱼骨图实例

第六节　控　制　图

一、定义

控制图(control chart),又称管理图,是画有控制界限的图表,用于辨别质量波动是由普通原因还是特殊原因导致的一种统计工具。在建立信息收集、分析系统的基础上,确定控制的中心线(平均线)、上控制限和下控制限,然后将目前的数据与这些限值做比较,可以得出过程变化是否在控制范围之内的结论。控制图是医疗安全监控预警系统可采用的预警手段之一。

通常应用最广的控制图是 W·A·休哈特在 1925 年提出的,一般称之为休哈特控制图。它的基本结构是在直角坐标系中画三条平行于横轴的直线,中间一条实线为中线(CL),上、下两条虚线分别为上、下控制界限(UCL 和 LCL)。横轴表示按一定时间间隔抽取样本的次序,纵轴表示根据样本计算的、表达某种质量特征的统计量的数值,由相继取得的样本算出的结果,在图上标为一连串的点子,它们可以用线段连接起来。

二、种类

控制图根据质量特性的数据特征可分为计量数据的控制图和计数数据的控制图。计量数据的控制图包括 X 控制图、X－R 控制图、L－S 控制图和 X－Rs 控制图;计数数据的控制图包括 Pn 控制图、P 控制图、C 控制图和 U 控制图。选择哪一种控制图主要由数据类型和样本量来决定。如果所分析的数据为正态分布,则通常采用 X 控制图,以均数为中线,控制上限通常设为均数＋3 倍标准差,控制下限通常设为均数－3 倍标准差。

三、绘制控制图的步骤

(1) 建立 XY 坐标,横坐标表示样本号码或取样时间,纵坐标表示质量特性的数据。

(2) 画出上、下控制界线和中心线三条线(有的控制图可以为五条线,在 UCL 和 LCL 之间增加上、下警戒线)。

(3) 定期将测量的质量特性数据,用圆点标在图的相应位置。

以上步骤见图 2.14。

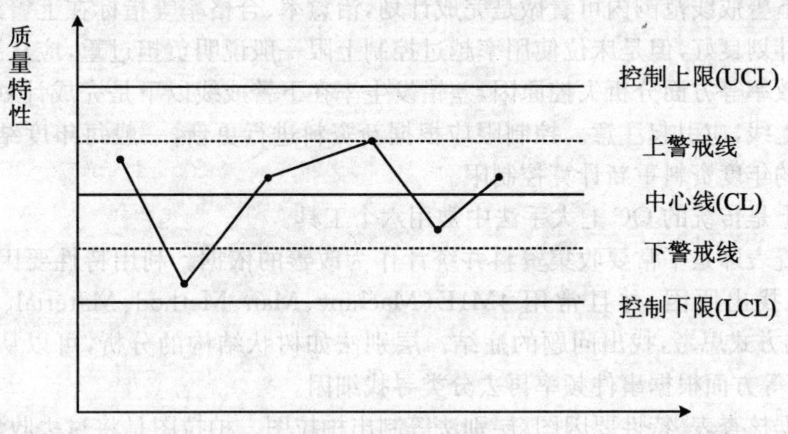

图 2.14 控制图

四、控制图的判断

(1) 控制图中(图 2.14)测量点落在控制界限之内,则表明过程稳定,测量点的波动是由一般原因引起的。

(2) 控制图中测量点落在控制界限之外或测量点序列在界限之间,但其排列有以下缺陷:① 呈“链状”——连续 7 个数据点落在中线的同一侧;② 呈“趋势”——连续 7 个数据点持续向上或向下;③ 呈“周期”——以一定时间间隔作相同的向上或向下的重复性排列;④ 连续 3 个数据点至少有 2 点接近控制界线。则表明过程不稳定,测量点的波动是由特殊原因引起,应进一步分析根源并采取纠正措施。

五、控制图的作用

控制图不是事后检查,它贯穿于护理工作的全过程中,是环节控制。

(1) 质量诊断:用来度量和评估过程的稳定性,即过程是否处于控制状态。

(2) 质量控制:确定过程何时需要调整。若发现过程不稳定,及时采取纠正措施,使过程保持在控制状态中。

(3) 质量确认:确认某过程是否得到了改进。

六、应用控制图的方法和注意事项

控制图用于治愈率、床位使用率、合格率、差错发生率等指标的控制时,在上警戒线和下警戒线范围内可看做是完成计划，治愈率、合格率等指标在上警戒线以上是完成计划良好，但是床位使用率越过控制上限一般说明负担过重，应从工作质量和工作效率等方面分析失控原因，差错发生率在下警戒线以下是完成计划良好，靠近警戒上线，应引起注意。控制限应根据新资料进行更新，一般每年度结束时，应采用新的年度资料重新计算控制限。

以上是传统的 QC 七大手法中常用六个工具。

核查表即是平常要收集资料并统计作为改善的依据。利用特性要因图（又称鱼骨图）找出原因，并且常用 4M1E（Machine、Man、Method、Material、Environment）的方式思考，找出问题的症结。层别法如树状结构的分析，可以从时间、人员、年龄等方面根据事件频率再去分类寻找细因。

根据核查表、特性要因图、层别法等制出柏拉图。柏拉图是将过去收集到的信息排序，座标的左边是次数，右边是累积百分比，将次数最高的原因克服，相当于解决成本最高的部分。直方图则是一种几何形图表，用于了解总体质量的分布情况。

最后是管制图，持续改善最重要的目的在于绩效改善，如果改善后的成果可在控制范围内，这样的品质是稳定的，管制图中有管制界限，若越来越小，则表示服务品质趋于稳定。散点图用于纯数理统计的居多。

QC 七大手法总结比较见表 2.10。

表 2.10　QC 七大手法

手法	图形	用途	备注
特性要因图	分类清楚 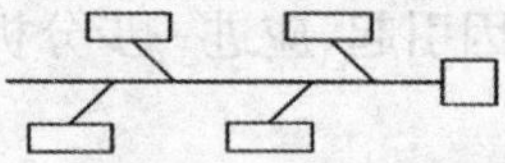	1. 管理，教育用 2. 改善及解析用 3. 源流管理用 4. 现场操作标准用	可应用反转法，由找要因变换为找对策方法
柏拉图	重点把握 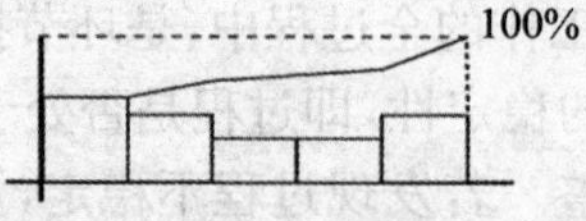 100%	1. 决定改善目标 2. 明了改善的效果 3. 掌握重点分析	能以前面几项为改善之要点，可忽略最后几项
查检表	简易有效 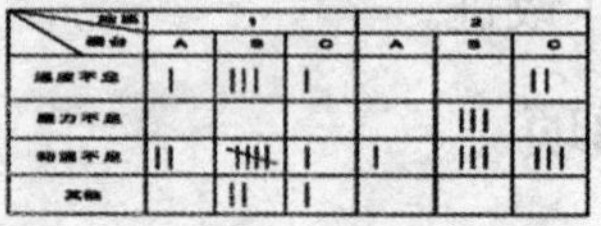	1. 日常管理用 2. 收集数据用 3. 改善管理用	帮助每个人在最短时间内完成必要之资料收集

(续)表 2.10

手法	图形	用途	备注
层别法	比较作用	应用层别区分法，找出资料差异的因素，而对症下药	借用其他图形，本身无固定图形
散布图	相关易懂	1. 了解二种因素(或资料)之间的关系 2. 发现原因与结果的关系	应用范围较受限制
管制图	趋势明朗 UCL CL LCL	1. 掌握制程现况的品质 2. 发现异状即时采取行动	生产现况中，品质让其稳定的一种管制情报
直方图	了解品质 →特性	1. 了解分布 2. 了解制程能力 3. 与规格比较 4. 批品质情况	了解一批品质之好坏

第七节　等级医院评审新方法——追踪方法学

一、追踪方法学应用起源

追踪方法学(tracer methodology)或追踪法(tracer approach)最早是由Kessener and Kalk 于 20 世纪 70 年代(1973)提出来的。其目的有两个方面：一是评价医疗服务的质量，二是通过追踪某些具有代表性的医疗服务领域来确定需要改进的地方。近年来国际医院评价中应用此评价方法，体现以病人为中心医疗服务。病人追踪方法学(Patient Tracer Methodology)是 2004 年由美国联合评审委员会(JCAHO)引入的一种新的评审方式，2006 年正式将追踪方法学应用于 JCI 评审，JCI 第四版(2011 年)标准中追踪方法学应用的比例从第三版规定的 30%提升到 70%,成为医院 JCI 评价中最主要的评价方法。近几年,各地医院评审体系都把它列为评价的重要方法。2006 年 7 月 JCI 与中国卫生部签署了就双方在共同感兴趣的领域进行合作,例如:标准的制定、宣传、教育与培训以及研究。从 2009 年起,我国海南省也将追踪法纳入其评价体系中。安徽省将于 2012 年开始实施此评价方法。

二、追踪方法学定义

追踪方法学是一种系统的评价方法,是通过组织的全部健康照护过程去追踪数个病人,即对病人在整个医疗系统内获得的诊疗护理经历进行追踪,是现场检查的一种方法。这种评价方法将评价过程的重点由过去注重的评价准备,变成病人安全及照护操作系统实际层面的评估。追踪评价法可以让一位病人或一个医疗照护系统在医院实际操作的情况下,做真实、生动的重现,而减少评价前文件的繁琐并增加真实性。医疗机构本身的医务人员也可以运用追踪评价法,自行作定期或不定期的追踪,以持续改善病人安全及医疗护理质量,使其合乎评价标准。应用此法做评价时,个案病人及系统的选择必须依赖评价前该医疗机构过去的一些统计资料。个案数量的选择必须足够,才能不偏不倚。调查者可以在追踪过程中评价医疗机构以及医疗服务程序:包括医疗机构内的病人护理情况,以及在现场调研中观察到的医疗行为本身对病人的影响。追踪过程的重点在于医疗护理的质量和安全,以医疗部门的重点部门或环节为主要研究对象,对护理、治疗以及医疗服务等方面进行循证学调查。同时追踪方法学检查可以让调查者从病人角度“看”医疗服务,并进行分析,提出医疗过程存在问题及改进方法。该评价方法的核心是“以病人为中心”,强调病人安全及医疗质量的持续改进。调查者把重点放在病人医疗护理过程中的各个点。

三、追踪方法学意义

在医院评价中,应用追踪方法学等管理工具,对促进医院质量持续改进具有三方面的重要意义:首先对病人来说可以改进病人诊疗的安全和质量,改进病人服务流程;对医院员工而言可以鼓励其团队建设精神,产生系统管理的思想,较好地理解工作岗位和自身角色;对医院整体管理而言可使病人减少危险,增加病人的安全,促进医疗质量的系统提高,真正起到全面落实以病人为中心的服务与管理的作用。

四、追踪方法学步骤

评价者分辨优先关注流程(priority focus process,PFP),从而聚焦于医院的重要区域以开展评价,追踪病人的治疗、护理及服务活动。评审者可以建立优先追踪领域,临床服务组把目标锁定突出类型的病人和病人分类。首先确定优先关注重点领域和临床/服务团队,再实现追踪活动的目标,包括跟踪为病人/客户/住院者提供的照顾服务过程、评估政策与重要功能之间的关系、评价对相关个案实施的程序。追踪方法学是一种过程管理的方法学,其基本步骤包括三个方面:首先是评价者以面谈以及查阅文件方式了解医院是否开展和如何做系统性的风险管理;其次,以病人个体和个案追踪方式,实地访查第一线工作人员以及医院各部门的执行状况,了解各个计划的落实程度;最后,在访查过程中,各个评价专业组以会议形式讨论和交换评价结果,再深入追查有疑问的部分。

我国台湾省台北医学大学附属医院行政副院长朱子斌先生描述了一个病人个案追踪的典型过程:评价委员随机从当天医院住院名单中挑选一个病人,审查他的病历记录,并一路跟随他就医的整个过程,从急诊(门诊)→检查室做各项检查→办理住院→从病房到手术室→恢复室→回到病房,他们会沿着病人所走过的路径,到与病人有过接触的各个部门进行访查,对病人的就医环境、设施及受到的照护进行全面的评估。

五、追踪方法学类型

追踪方法学包括个案追踪和系统追踪。个案追踪,也称病人追踪或客户追踪,是指通过选定某特定病人,追查病人从入院(第一现场)到出院后所接受的所有医疗服务活动。系统追踪是指通过选择医疗机构中风险相对较高的流程或功能项目进行追查,在个案追踪的基础上,关注整个医疗机构的高风险流程或项目,重点考查围绕一个共同目标的各部门之间的协同工作情况,通过系统追踪,评价者可以评估医院的组织系统功能是如何实现以及实现的程度。以病人跌倒为例,大家往往认为是护士的责任,但事实上它涉及的是医院在防止病人跌倒方面的整体设计,可能是清洁人员擦地的水渍没有弄干,甚至是食堂员工送饭时地面的油渍没有及时清除,等等。如果是系统存在问题,医院就需要进行系统的改进。

六、个案追踪法中病人的选择

按照JCI评审专家的追踪评审方法,通常选择那些最高危、跨学科、问题倾向最严重的病人。容易被选到的病人个案包括心脏、肿瘤、产科等手术住院病人以及血液透析、内视镜检查等门诊病人，老人和孩子也是评审委员经常选择的对象。这些病人大多是高风险的、易产生纠纷的、跨专科多部门提供服务的，他们在医院的诊疗过程会形成一个路线图，其中每个环节都必须符合规范，紧密衔接，甚至运送病人的员工都必须接受急救的培训。追踪目标病人的选择标准：

(1) 医疗机构诊治的前五大类病人。

(2) 与系统追踪相关的病人。

(3) 跨越多个服务项目的病人(如需要转到社区治疗的、需要随访的等)。

(4) 转院病人。

(5) 当天或第二天即将出院的病人。

除以上标准外，在住院病人中选择情况复杂的病人进行追踪，如ICU、急诊、麻醉、产房、入院24小时内的病人。

追踪个案的数量取决于医疗机构的规模和服务种类。

七、追踪法的主要检查内容

追踪检查时间占现场检查的50%～60%，每次追踪大约90分钟(最多可达3小时)，从有病人/客户/住院者的地方开始，可以包括后续的照顾过程，但没有权利访问其他保健领域。

(一) 个案追踪法

(1) 与负责某病人的相关人员一起审查病人的记录，并可能会涉及其他人员(如营养师)。

(2) 直接观察对病人的治疗过程。

(3) 观察用药过程。

(4) 观察感染预防和控制。

(5) 观察治疗计划的制订过程。

(6) 讨论各单元的数据利用——质量改进活动。

(7) 观察环境对安全的影响及员工在降低风险方面的作用。

(8) 观察医疗设备的维护，并审核相关人员的资质。

(9) 与病人或家属交谈，核实相关问题。

(10) 观察急诊管理和病人流程问题，其他辅助科室的流程问题。

(11) 可能抽查2～3份现病史和既往病史，进行检查，以核实已发现的问题。

在此过程中，会询问相关人员。根据情况可能选择更多病史，主要是：类似或相同的诊断或化验；即将出院的病人；诊断相同但科室不同；年龄或性别相同。

(12) 住院天数。

(13) 与员工面谈。

(14) 必要时审核会议纪要和程序。

发现的问题可能会在系统追踪时进一步探索，为其他追踪检查提供了重点方向。

(二) 系统追踪法

以个案为基础，集中考察医院的某个具体功能或环节：

(1) 评价有关环节的表现，特别是相关环节的整合与协调。

(2) 评价各学科和部门间的沟通。

(3) 发现有关环节中潜在的问题。

系统追踪的信息来源于单个病人追踪，需要和医疗机构相关人员进行讨论：流程、系统和功能、改进措施、需要进一步讨论的问题、基线评估、培训。

系统追踪通常有 4 种，包括数据利用、感染预防和控制、用药管理、护理环境；而新的系统追踪包括药物管理、医院感染、质量安全改进和设备安全，系统的问题会影响病人的医疗服务。

追踪法的应用对评审员的要求高，需要经过特殊的培训方能胜任。一些国际评审员追踪时倾向于关注以下方面：涉及尽可能多的人；角色扮演，扮演调查员；请员工提供数据、政策，和(或)程序；关注员工而不是管理者；提问开放性问题；力所能及地给予指导；使员工和管理者负责任——但当他们很配合时，不要忘记表扬和致谢；运用检查结果去强化好的实践；做好笔记；总结检查结果；提供反馈。

附：

(1) 追踪地图。

(2) 追踪检查工具。

(3) 护理组追踪检查内容。

附件1 追踪地图

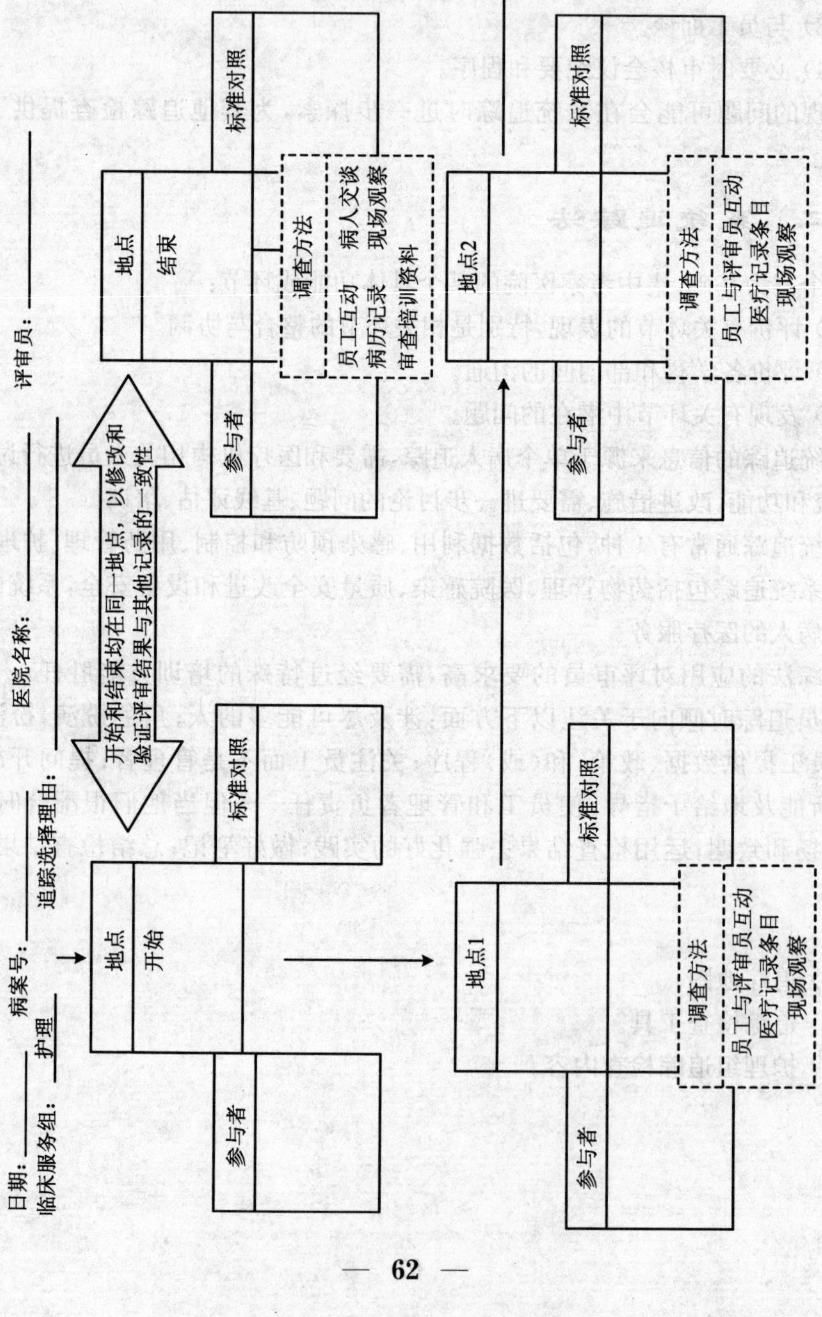

日期：________ 病案号：________ 医院名称：________ 评审员：________

临床服务组：护理 追踪选择理由：________

地点 开始
- 参与者
- 标准对照

→

地点1
- 参与者
- 标准对照
- 调查方法：员工与评审员互动；医疗记录条目；现场观察

→

地点2
- 参与者
- 标准对照
- 调查方法：员工与评审员互动；医疗记录条目；现场观察

→ ……

地点 结束
- 参与者
- 标准对照
- 调查方法：员工互动；病人交谈；病历记录；现场观察；审查培训资料

⇔ 开始和结束均在同一地点，以修改和验证评审结果与其他记录的一致性

追踪地图(续)

日期：________ 病案号：__________ 临床服务组：　护理　

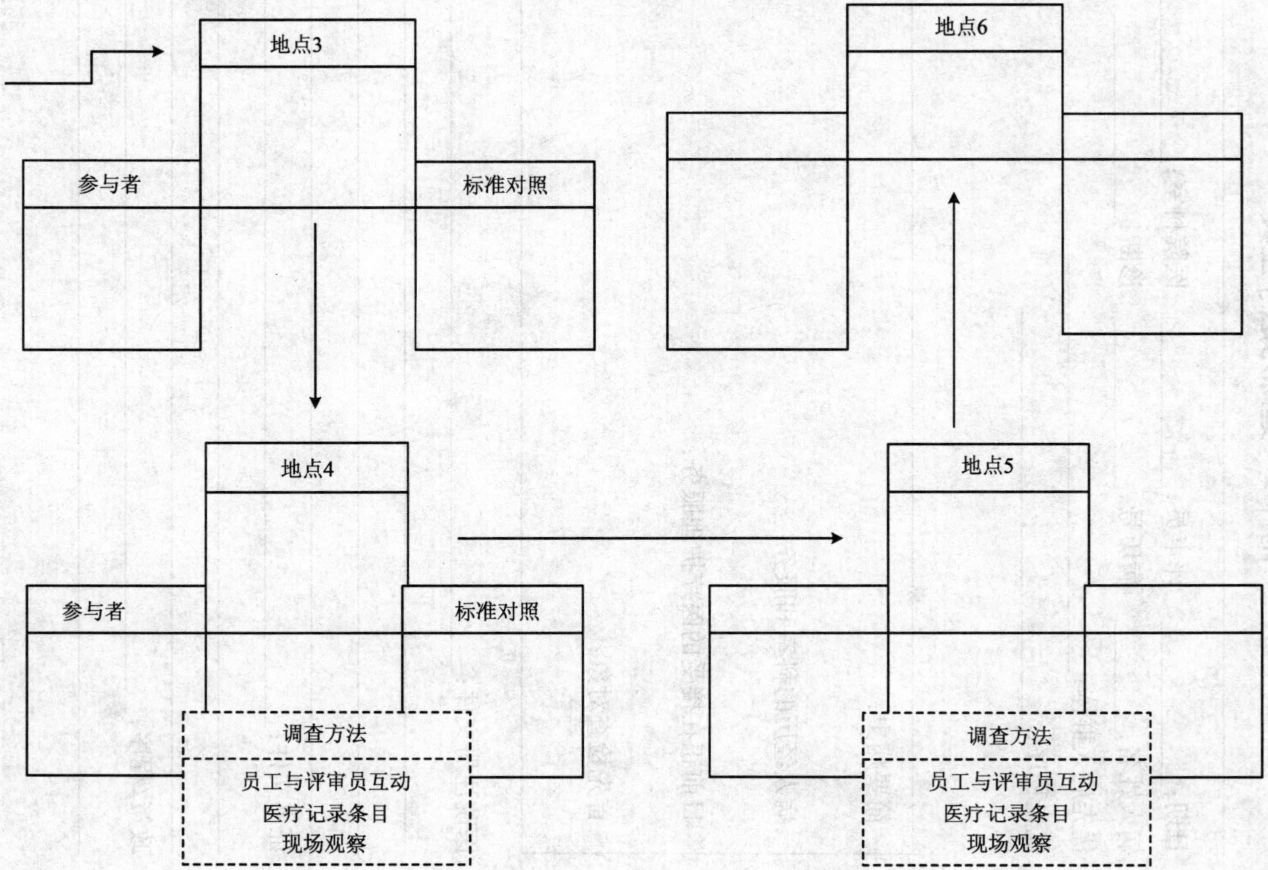

地点3

参与者

标准对照

地点4

参与者

标准对照

调查方法

员工与评审员互动

医疗记录条目

现场观察

地点5

调查方法

员工与评审员互动

医疗记录条目

现场观察

地点6

附件 2　追踪方法学工具

日期：__________　评审员：__________　医院科室：__________

病人姓名：__________　病历号：__________　诊断：__________

优先病人群体：____________________

优先程序：____________________

简要病史：

病人经历的科室和服务：

目前正在接受的医疗护理服务：

首先检查对象：

医院注册文件：____

____

____

____

证书文件：____

____

____

政策/程序：____

____

(续)附件2

地点 1# 场所：________________

优先关注领域：________ ________

________ ________

________ ________

参与者	标准/检查结果

地点 2# 场所：________________

优先关注领域：________ ________

________ ________

________ ________

参与者	标准/检查结果

附件3　护理系统追踪内容

系统追踪区域	项目	护理
院办公室	院领导履行对护理工作领导责任	有在院长（或副院长）领导下的护理组织管理体系，对护理工作实施目标管理（含各种委员会）
		协调与落实全院各部门对护理工作的支持，具体措施落实到位
		医院有护理工作中长期规划、年度计划和年度总结
人事处	三级（医院—科室—病区）护理管理组织体系	三级（医院—科室—病区）护理管理组织体系运行正常
	落实《护士条例》	各级各类护士资质有明确规定
		对各级护理人员资质进行严格审核
		薪酬与岗位能力、工作量相对应，享有福利待遇、参加社会保险等信息
		护士待遇做到同工同酬
		护士离职率
	护士配置	有护理单元护理人员人力配置的依据和原则
		各级各类护士数量符合临床工作实际需要
		有各级各类护士的岗位说明书
	护士晋升	建立基于护理工作量、质量、患者满意度、护理难度及技术要求的护士晋升与评优办法，并能实施

(续)附件 3

系统追踪区域	项目	护理
护理部	实施护理人员分级管理,落实责任制	有护士分级管理制度、岗位职责文件
		有统一管理的护理人员分级管理档案
	实行护理目标管理责任制	对科室护理管理目标、护理质量执行有定期的检查、评价、分析、反馈,有整改措施
	制度、流程	有护理常规、操作规程等 有各项护理规章制度及工作流程 能提供体现适时修订并有修订标识的护理制度 定期开展护理管理制度的培训,有培训记录
	护理安全	有安全管理的制度、流程、规范和预案 有压疮、跌倒/坠床、脱管的统计指标 有主动报告不良事件与缺陷的制度与激励机制;有分析及改进机制 有紧急意外情况的应急预案和处理流程 开展培训/演练,有培训记录
	护理人力	有护理单元护理人员人力配置的依据 有紧急护理人力资源调配的规定,有执行方案 根据收住患者特点、护理等级比例、床位使用率,合理调配人力资源
	护士培训	有护理人员在职继续教育培训和考评 落实专科护理培训要求,培养专科护理人才;有人才培养经费;培训效果良好 护理科研情况

(续)附件3

系统追踪区域	项目	护理
计财处	护士绩效	建立基于护理工作量、质量、患者满意度、护理难度及技术要求的绩效考核办法 绩效考核方案能够体现优劳优得,多劳多得,体现岗位职责、工作业绩、实际贡献,调动护理人员积极性
后勤部门	设备管理	对重点相关部门,如CSSD、手术室、血透室等水电气供应,设备运行正常;相关设备出现故障时,能够及时处理;配备专门的技术人员 临床科室水电气供应正常 临床科室常用及急救设备运行正常
	物资供应	临床物资供应及时,符合临床需要 下送至科室
	外勤服务	药品下送到科室 标本送检及时 患者有陪检,选择运送工具合适,并能正确使用

附件4　内科患者个案追踪内容

病人追踪区域	项目	护理
门诊	门诊布局与就诊流程	患者挂号、就诊、交费、取药、检查流程及等候时间符合要求
		导诊、门诊护士知晓相关健康教育与服务流程内容
	患者病情评估	建立门诊患者病情评估,患者病情判断准确,明确患者病情变化的处理流程
		有急危重症患者优先处置的制度与程序

(续)附件4

病人追踪区域	项目	护理
急诊	急诊科布局与设备资源	急救仪器、设备配置合理;绿色通道通畅
	急诊人员配置	护士配置满足急诊工作需要,根据标准配置及工作量计算
		急诊护理人员全部经过急诊专业培训,掌握危急重症抢救技能,具备独立抢救工作能力,胜任急诊工作,考核达到"急诊护士技术和技能要求",有考核记录
		护理人员知晓本部门岗位职责要求
		急诊护理人员的技能评价与再培训间隔时间原则上不超过两年,有记录。重症监护室专职医师与护士均经ICU专业培训与技能考核资格。
		急诊以急诊护士为主体(在岗不少于70%)
	急诊感染控制	遵循《医院感染管理方法》及相关法律法规的要求,医院对急诊科的医院感染控制的要求有明文规定
		医疗、护理人员手卫生有良好的依从性
		严格执行标准预防及手卫生规范,具体措施到位
		严格执行分诊预检流程,能对特殊感染患者进行隔离

（续）附件 4

病人追踪区域	项目	护理
	设备与药品管理	护士明确急救设备与药品配备数量
		在设备处可及设备操作规程
		医务人员能够熟练、正确地使用急诊科内的各种抢救设备
		护理人员具备急诊常用的护理技能，并能配合医师完成心肺复苏、气管插管、深静脉穿刺和动脉穿刺、电复律、呼吸机使用、血液净化等
	制度流程	查 2 名护士均能熟悉小儿惊厥、急产、胎膜早破、新生儿窒息等重点病种的急诊服务流程
住院、转科、转诊	制度	护理人员为患者提供住院、转科、转诊、出院指导，健康教育和各种便民措施
		为急诊患者入院制定合理、便捷的入院相关制度与流程；危重患者应先抢救并及时办理入院手续
		各部门沟通协调良好
	办理入院出院	转诊、转科交接查对严格，病历信息同时传递
		为患者提供办理入院、出院手续个性化服务和帮助
		针对不同患者，做好出院护理康复措施指导

(续)附件 4

病人追踪区域	项目	护理
住院诊疗 (患者安全)	防范患者跌倒、坠床	1. 对患者有跌倒、坠床风险评估 2. 有防止跌倒、坠床的管理制度 3. 有跌倒、坠床报告制度及处理预案 有跌倒、坠床风险评估记录 对高风险跌倒、坠床患者有防范措施并落实 跌倒、坠床报告、处理及时,有持续改进记录
	防范患者压疮	1. 对患者有压疮风险评估 2. 有防止压疮的管理制度 3. 有压疮报告制度,处理预案 有压疮风险评估记录 对高风险压疮患者有防范措施并落实 压疮报告、处理及时,有持续改进记录
	防范管路滑脱	1. 有管路滑脱风险评估 2. 有预防管路滑脱的护理规范 3. 有管路滑脱报告制度、工作流程 有管路滑脱风险评估记录 对管路滑脱高风险患者有防范措施并落实 管路滑脱报告、处理及时,有持续改进记录

(续)附件 4

病人追踪区域	项目	护理
	不良事件上报管理	主动报告护理安全(不良)事件与隐患 有不良事件预防与处理预案和程序 对易发生不良事件和缺陷的环节有防范措施并落实 有护理不良事件成因分析及改进机制
	手卫生	有手卫生管理制度和手卫生实施规范 手卫生设备设施配置便捷、有效 手卫生培训、有"六步洗手法"的宣教、图示 洗手正确率≥95% 洗手依从性强
住院诊疗 (责任制护理)	护士能力、排班评估	护士能力及能级能够胜任所照顾的病人,每名护士护理患者数量合适 24 小时完成护理评估 按规定要求实施护理再评估
	护理措施	按照护理级别和病情给予适宜的护理措施 正确提供治疗、给药等护理服务 及时观察、了解患者用药及治疗反应 护士各项操作符合规范和制度要求 有慢性疼痛、癌痛患者的护理规范 用药、输血、治疗、标本采集、安全管理等符合规范,有特殊情况下的应急预案,护士能正确处理 临床护理技术操作常见并发症的预防与处理规范,如口腔护理、静脉输液、各种注射、化疗药外渗、鼻饲等 提供心理护理、健康教育、康复指导服务

(续)附件 4

病人追踪区域	项目	护理
	临床路径	有急性心肌梗死、急性心力衰竭、社区获得性肺炎(成人)、脑梗死的临床路径护理文本和单病种质量管理标准;护士知晓并落实;患者满意
	仪器、设备使用	有保障常用仪器、设备和抢救物品使用的制度与流程,护士熟练使用
	护理安全与管理	疑难病人有护理查房和病例讨论 跨专科病人有会诊 转科有交接
	护理记录	护理记录符合要求
重症医学科	人员准入与人力资源配置	对重症医学科人员有培训管理记录,年度培训计划,有培训、考核记录 护理人员经过重症医学专业理论和技术培训,考核合格后上岗 护理人员掌握重症医学的基本理论、基础知识和基本操作技术,具备独立工作能力 护士人数与床位比(2.5～3.0)∶1(床位使用率85%,有呼吸机) 在岗护士 ICU 工作不足三年比例达标≤20% 护士长具有中级以上专业技术职务资格
	掌握心肺复苏技能	熟练掌握成人心肺复苏技能 有心肺复苏考核与评价记录
	专科护理技能	熟练掌握各种急救、监护设备的使用与监测
		熟练掌握人工气道护理及口腔护理

(续)附件4

病人追踪区域	项目	护理
	评估	落实危重症患者护理评估制度
		有针对危重患者病情变化的风险评估和安全防范措施
	患者安全	危重患者身份识别 有危重患者护理常规及技术规范、工作流程及应急预案,对危重患者有风险评估和安全防范措施 压疮、导管滑脱与再插管统计指标 出、入室交接规范
	感染管理	严格执行手卫生规范 无菌技术操作符合规范要求 医院对消毒剂种类、浓度有明确规定 使用情况有记录,消毒液消耗符合临床需要 有预防呼吸机相关性肺炎的制度,措施执行到位,定期有分析评价,有改进,有记录 有预防导管相关性血行感染的制度,措施执行到位,定期有分析评价,有改进,有记录 有预防留置导尿管感染的制度,措施执行到位,定期有分析评价,有改进,有记录
	医疗废弃物管理	有医疗废弃物管理规定 医疗废弃物分类收集、锐器放入利器盒 操作人员防护到位
	意外防范与不良事件报告	医疗不良事件及时上报,有定期分析整理 医疗护理人员明确不良事件,突发事件内容与上报、处理流程

(续)附件 4

病人追踪区域	项目	护理
血透室	人员准入与人力资源配置	对血透室护理人员有培训管理记录,年度培训计划,有培训、考核记录 护士应具有 3 个月以上三级医院血液透析工作经历或培训经历 每台血液透析机至少配备 0.4 名护士 护士长具有中级以上专业技术职务资格并具有 3 年血液透析经历
	制度、职责与流程	各种制度健全 岗位职责明确 工作流程合理
	患者安全	有各种透析并发症的预防与处理措施,并落实 透析管路安全 住院患者与病房有交接 有突发事件的处理预案和演练
	透析护理	有透析护理规范,并严格执行 对透析患者进行相关教育和指导 透析护理记录规范
	感染管理	布局流程符合感染管理要求 严格执行手卫生规范 无菌技术操作符合规范要求 每台血液透析机每次使用后清洁消毒
	医疗废弃物管理	有医疗废弃物管理规定 透析管道使用后按规定处理 操作人员防护到位

（续）附件 4

病人追踪区域	项目	护理
介入导管室	人员准入与人力资源配置	对介入导管室护理人员有培训管理记录，年度培训计划，有培训、考核记录 护士应经过介入导管室培训经历，心血管介入导管护士还应具有 5 年以上 CCU 工作经历 常规开诊的每间介入室应配备 2 名护士 护士长具有中级以上专业技术职务资格并具有 3 年介入导管室工作经历
	制度、职责与流程	各种制度健全 岗位职责明确 工作流程合理
	患者安全	有各种介入并发症的预防与处理措施，并落实 有明确的患者身份确认制度 住院患者与病房有交接 有突发事件的处理预案和演练
	介入护理	有介入护理规范，并严格执行 对介入患者进行相关教育和指导 介入护理记录规范
	急救药品、设备	配备齐全，管理规范，性能良好
	高值耗材管理	储存符合要求 请领数量与使用数量相一致
	感染管理	布局流程符合感染管理要求 严格执行手卫生规范 无菌技术操作符合规范要求，按手术室要求管理进行
	医疗废弃物管理	有医疗废弃物管理规定 导管及耗材使用后按规定处理 操作人员防护到位

附件5　外科患者个案追踪内容

病人追踪区域	项目	护理
门诊	门诊布局与就诊流程	患者挂号、就诊、交费、取药、检查流程及等候时间符合要求 导诊、门诊护士知晓相关健康教育与服务流程内容
	患者病情评估	建立门诊患者病情评估，患者病情判断准确，明确患者病情变化的处理流程 有急危重症患者优先处置的制度与程序
急诊	急诊科布局与设备资源	急救仪器、设备配置合理；绿色通道通畅
	急诊人员配置	护士配置满足急诊工作需要，根据标准配置及工作量计算 急诊护理人员全部经过急诊专业培训，掌握危、急、重症抢救技能，具备独立抢救工作能力，胜任急诊工作，考核达到“急诊护士技术和技能要求”，有考核记录 护理人员知晓本部门岗位职责要求 急诊护理人员的技能评价与再培训间隔时间原则上不超过两年，有记录。重症监护室专职医师与护士均经ICU专业培训与技能考核资格。 急诊以急诊护士为主体（在岗不少于70%）

(续)附件5

病人追踪区域	项目	护理
	急诊感染控制	遵循《医院感染管理方法》及相关法律法规的要求 医院对急诊科的医院感染控制的要求有明文规定 医疗、护理人员手卫生有良好的依从性 严格执行标准预防及手卫生规范,具体措施能到位 严格执行分诊预检流程,能对特殊感染患者进行隔离
	设备与药品管理	护士明确急救设备与药品配备数量 在设备处可及设备操作规程 医务人员能够熟练、正确地使用急诊科内的各种抢救设备 护理人员具备急诊常用的护理技能,并能配合医师完成心肺复苏、气管插管、深静脉穿刺和动脉穿刺、电复律、呼吸机使用、血液净化和创伤急救
	制度流程	查3名护士均能熟悉、急性心肌梗死、急性心力衰竭、急性脑卒中、急性呼吸衰竭等重点病种的急诊服务流程
住院、转科、转诊	制度	护理人员为患者提供住院、转科、转诊、出院指导,健康教育和各种便民措施 为急诊患者入院制定合理、便捷的入院相关制度与流程。危、重、患者应先抢救并及时办理入院手续 各部门沟通协调良好

(续)附件 5

病人追踪区域	项目	护理
	办理入院出院	转诊、转科交接查对严格，病历信息同时传递 为患者提供办理入院、出院手续个性化服务和帮助 针对不同患者，做好出院护理康复措施指导
住院诊疗(患者安全)	防患者跌倒、坠床	1. 对患者有跌倒、坠床风险评估 2. 有防止跌倒、坠床的管理制度 3. 有跌倒、坠床报告制度，处理预案 有跌倒、坠床风险评估记录 对高风险跌倒、坠床患者有防范措施并落实 跌倒、坠床报告、处理及时，有持续改进记录
	防范患者压疮	1. 对患者有压疮风险评估 2. 有防止压疮的管理制度 3. 有压疮报告制度，处理预案 有压疮风险评估记录 对高风险压疮患者有防范措施并落实 压疮报告、处理及时，有持续改进记录
	不良事件上报管理	主动报告护理安全(不良)事件与隐患 有不良事件预防与处理预案和程序 对易发生不良事件和缺陷的环节有防范措施并落实 有护理不良事件成因分析及改进机制
	手卫生	有手卫生管理制度和手卫生实施规范 手卫生设备设施配置便捷、有效 手卫生培训、有洗手“六步法”的宣教、图示 洗手正确率≥95% 洗手依从性强

（续）附件5

<table>
<tr><th>病人追踪区域</th><th>项目</th><th>护理</th></tr>
<tr><td rowspan="4">住院诊疗
（责任制护理）</td><td>护士能力、排班</td><td>护士能力及能级能够胜任所照顾的病人，每名护士护理患者数量合适</td></tr>
<tr><td>评估</td><td>24小时完成护理评估
按规定要求实施护理再评估</td></tr>
<tr><td>护理措施</td><td>按照护理级别和病情给予适宜的护理措施
正确提供治疗、给药等护理服务
及时观察、了解患者用药及治疗反应
护士各项操作符合规范和制度要求
有患者围手术期护理常规、评估制度与处置流程
对大手术、高危患者有预防“深静脉血栓”的护理措施
有术后疼痛护理措施
对患者及家属做好术前、术后的解释和教育工作，有记录
用药、输血、治疗、标本采集、围术期管理、安全管理等符合规范，有特殊情况下的应急预案，护士能正确处理
临床护理技术操作常见并发症的预防与处理规范，如口腔护理、静脉输液、各种注射、化疗药外渗、鼻饲等
提供心理护理、健康教育、康复指导服务
有髋（膝）关节置换术、冠状动脉旁路移植术的临床路径护理文本和单病种质量管理标准；护士知晓并落实；患者满意
有保障常用仪器、设备和抢救物品使用的制度与流程，护士熟练使用
疑难病人有护理查房和病例讨论
跨专科病人有会诊
转科有交接</td></tr>
<tr><td>护理记录</td><td>护理记录符合要求</td></tr>
</table>

(续)附件 5

病人追踪区域	项目	护理
手术室	人员准入与人力资源配置	按照《专科护理领域护士培训大纲》等要求,有手术室护理人员培训方案和培养计划 护士经过手术室专业理论和技术培训,考核合格后上岗 手术室护理人员数与手术台比例>2.5∶1 手术室工作经历 2 年以内护理人员数占总数≤20% 明确各级人员的资质及岗位技术能力要求,护理人员知晓 手术室护士长具备主管护师及以上专业技术职务任职资格和 5 年及以上手术室工作经验
	手术安全	有手术患者交接制度并执行 执行《手术安全核查》制度,有医生、麻醉师、护理人员对手术患者、部位、术式和用物等相关信息核查制度及相关落实情况记录 有手术中安全用药制度和麻醉及精神药品、高危药品等特殊药品管理制度,有实施记录 有手术患者标本管理制度,规范标本的保存、登记、送检等流程,有实施记录 遵医嘱正确为手术患者实施术前与术中用药(包含使用预防性抗菌药)和治疗服务 有手术物品清点制度,有实施记录 有突发事件的应急预案、有演练记录

（续）附件5

病人追踪区域	项目	护理
	手术护理	有术前访视与术后随访制度并落实 护士熟练使用各种手术器械和仪器，配合良好 护士严格遵守无菌、无瘤技术，落实术中保暖措施
	感染管理	手术室建筑布局合理、分区明确，标识清楚、符合功能、流程合理和洁污区域分开的基本原则 有感染管理制度和手卫生实施规范 有感应式的洗手设备 定期对感染、空气质量、环境等进行监测，有记录 有医疗设备、手术器械及物品的清洁、消毒、灭菌及存放规定 手术室的消毒灭菌手术器械及物品应有标识及有效日期，使用者知其含义 手术室工作区域，每24小时清洁消毒一次。连台手术之间、当天手术全部完毕后，对手术间及时进行清洁、消毒处理 有医务人员职业卫生安全防护制度及必要防护用品 医疗废弃物处理规范
麻醉复苏室	人员资质	护士经过麻醉护理专业理论和技术培训，考核合格后上岗
	患者护理	有麻醉患者交接制度并执行 评估患者麻醉恢复情况及生命体征，做好记录
	麻醉药品及急救设备、药品管理	符合药品管理规范，急救设备完好

(续)附件 5

病人追踪区域	项目	护理
消毒供应中心	人员准入与人力资源配置	人员与住院患者之比为(2.5～3)：100，包括注册护士、消毒员、卫生员 45 岁以下达到总人数的 70%，护士应不少于总人数的 1/3，轮转护士应小于总人数的 10% 消毒员、技术工人，辅助人员应具备高中以上文化 患传染病人员不得从事 CSSD 工作 CSSD 专业人员必须接受岗位培训，持卫生厅认可的专业机构培训合格证上岗 消毒员必须经过省市级相关部门压力容器专业培训，持证上岗并接受院内感染相关知识培训 质控护士应具备大专以上学历或主管护师以上职称，应接受系统专科培训，持证上岗 护士长应从事 CSSD 工作三年以上，应具备大专以上学历、主管护师以上职称。任期内应接受系统的专科培训，时间不少于 2 个月，持证上岗 建立 CSSD 工作人员的继续教育制度。熟练掌握专业知识，并有定期考核及记录
	布局流程	建筑布局合理 设施、设备完善，符合相关规范要求 工作区域划分符合消毒隔离要求
	集中供应	采取集中管理的方式，对所有需要消毒或灭菌后重复使用的诊疗器械、器具和物品由 CSSD 回收，集中清洗、消毒、灭菌和供应

(续)附件 5

病人追踪区域	项目	护理
	制度、职责与流程管理	规章制度、工作职责、工作流程健全 建立与相关科室的联系制度,根据需要及时改进工作
	技术操作流程	有回收、清洗、包装、灭菌、发放工作流程,符合国家规范要求 各区域工作人员认真落实
	质量管理与监测	建立清洗、消毒、灭菌效果监测制度,有监测记录 专人负责质量监测工作 质量控制过程的记录符合追溯要求
	感染管理	污染物品由污到洁,不交叉、不逆流。污染物品有污物通道,清洁物品有清洁物品通道 工作人员知晓供应室洁污区分开流程规定与履职要求 有职业防护用品和措施

附件 6　儿科、妇产科患者个案追踪内容

病人追踪区域	项目	护理
门诊	门诊布局与就诊流程	患者挂号、就诊、交费、取药、检查流程及等候时间符合要求 导诊、门诊护士知晓相关健康教育与服务流程内容
	患者病情评估	建立门诊患者病情评估,患者病情判断准确,明确患者病情变化的处理流程 有急、危、重症患者优先处置的制度与程序

(续)附件6

病人追踪区域	项目	护理
急诊	急诊科布局与设备资源	急救仪器、设备配置合理;绿色通道通畅
	急诊人员配置	护士配置满足急诊工作需要,根据标准配置及工作量计算 急诊护理人员全部经过急诊专业培训,掌握危急重症抢救技能,具备独立抢救工作能力,胜任急诊工作,考核达到“急诊护士技术和技能要求”,有考核记录 护理人员知晓本部门岗位职责要求 急诊护理人员的技能评价与再培训间隔时间原则上不超过两年,有记录。重症监护室专职医师与护士均经 ICU 专业培训与技能考核资格。 急诊以急诊护士为主体(在岗不少于70%)
	急诊感染控制	遵循《医院感染管理方法》及相关法律法规的要求 医院对急诊科的医院感染控制的要求有明文规定 医疗、护理人员手卫生有良好的顺应性 严格执行标准预防及手卫生规范,具体措施能到位 严格执行分诊预检流程,能对特殊感染患者进行隔离

（续）附件 6

病人追踪区域	项目	护理
	设备与药品管理	护士明确急救设备与药品配备数量 在设备处可及设备操作规程 医务人员能够熟练、正确地使用急诊科内的各种抢救设备 护理人员具备急诊常用的护理技能，并能配合医师完成心肺复苏、气管插管、深静脉穿刺和动脉穿刺、电复律、呼吸机使用、血液净化等
	制度流程	查 2 名护士均能熟悉小儿惊厥、急产、胎膜早破、新生儿窒息等重点病种的急诊服务流程
住院、转科、转诊	制度	护理人员为患者提供住院、转科、转诊、出院指导，健康教育和各种便民措施。 为急诊患者入院制定合理、便捷的入院相关制度与流程。危重患者应先抢救并及时办理入院手续 各部门沟通协调良好
	办理入院、出院	转诊、转科交接查对严格，病历信息同时传递 为患者提供办理入院、出院手续个性化服务和帮助 针对不同患者，做好出院护理康复措施指导

（续）附件6

病人追踪区域	项目	护理
住院诊疗（患者安全）	防范患者跌倒、坠床	1. 对患者有跌倒、坠床风险评估 2. 有防止跌倒、坠床的管理制度 3. 有跌倒、坠床报告制度，处理预案 有跌倒、坠床风险评估记录 对高风险跌倒、坠床患者有防范措施并落实 跌倒、坠床报告、处理及时，有持续改进记录
	防范患者烫伤	有预防小儿烫伤的护理规范 对高风险小儿患者有防范措施并落实 烫伤报告、处理及时，有持续改进记录
	防范管路滑脱	1. 有管路滑脱风险评估 2. 有预防管路滑脱的护理规范 3. 有管路滑脱报告制度、工作流程 有管路滑脱风险评估记录 对管路滑脱高风险患者有防范措施并落实 管路滑脱报告、处理及时，有持续改进记录
	不良事件上报管理	主动报告护理安全（不良）事件与隐患 有不良事件预防与处理预案和程序 对易发生不良事件和缺陷的环节有防范措施并落实 有护理不良事件成因分析及改进机制
	手卫生	有手卫生管理制度和手卫生实施规范 手卫生设备设施配置便捷、有效 手卫生培训、有“六步洗手法”的宣教、图示 洗手正确率≥95％ 洗手依从性强

(续)附件 6

病人追踪区域	项目	护理
住院诊疗 (责任制护理)	护士能力、排班	护士能力及能级能够胜任所照顾的病人,每名护士护理患者数量合适
	评估	24 小时完成护理评估 按规定要求实施护理再评估
	护理措施	按照护理级别和病情给予适宜的护理措施 正确提供治疗、给药等护理服务 及时观察、了解患者用药及治疗反应 护士各项操作符合规范和制度要求 用药、输血、治疗、标本采集、围术期管理、安全管理等符合规范,有特殊情况下的应急预案,护士能正确处理 临床护理技术操作常见并发症的预防与处理规范,如静脉输液、各种注射、鼻饲等 提供心理护理、健康教育、康复指导服务
	临床路径	有社区获得性肺炎(儿童)、剖宫产的临床路径护理文本和单病种质量管理标准;护士知晓并落实;患者满意
	仪器、设备使用	有保障常用仪器、设备和抢救物品使用的制度与流程,护士熟练使用
	护理安全与管理	疑难病人有护理查房和病例讨论 跨专科病人有会诊 转科有交接
	护理记录	护理记录符合要求

(续)附件6

病人追踪区域	项目	护理
产房	人员准入与人力资源配置	对产房护理人员有培训管理记录,年度培训计划,有培训、考核记录 助产士/护士通过助产技术考核,取得卫生部依据母婴保健法制定并颁发的《母婴保健技术考核合格证书》 产床与助产士/护士比 1∶3 或每人每月不宜超过 20 例产妇 护士长具有中级以上专业技术职务资格并具有 3 年产房经历
	制度、职责与流程	各种制度健全 岗位职责明确 工作流程合理
	患者安全	有产程进展观察重点,并发症的预防与处理措施,并落实 有产后出血预防措施 新生儿断脐后立即请产妇辨别新生儿性别并佩戴腕带 产妇、正常新生儿与病房有交接,异常新生儿与新生儿病房有交接 接产过程中使用的纱布器械清点无误 有突发事件的处理预案和演练
	护理技能	熟练掌握接诊、待产、分娩、产后产妇的护理流程 产程观察、产程图绘制、分娩小结及时、正确记录 助产操作技术符合规范,掌握肩难产处理技术 熟练掌握新生儿 APGAR 评分 熟练掌握新生儿窒息复苏技能 早接触、早吸吮

（续）附件6

病人追踪区域	项目	护理
	感染管理	布局流程符合感染管理要求 严格执行手卫生规范 无菌技术操作符合规范要求 每日定时通风、消毒 每次分娩结束后及时清洁、消毒产床及房间 新生儿面罩、呼吸囊等复苏用品和设备每次使用后消毒 胎盘处理正确
新生儿、小儿重症监护室	人员准入与人力资源配置	对NICU、PICU人员有培训管理记录，年度培训计划，有培训、考核记录 护理人员经过小儿、新生儿重症医学专业理论和技术培训，考核合格后上岗 护理人员掌握重症医学的基本理论、基础知识和基本操作技术，具备独立工作能力 PICU护士人数与床位比（2.5～3）∶1（床位使用率85%，有呼吸机） NICU护士人数与床位比1.5∶1 新生儿及母婴同室病房护士人数与床位比0.6∶1 在岗护士ICU工作不足三年比例达标≤20% 护士长具有中级以上专业技术职务资格，有儿科重症护理至少3年经历
	掌握心肺复苏技能	熟练掌握新生儿、婴幼儿心肺复苏技能 有心肺复苏考核与评价记录

(续)附件 6

病人追踪区域	项目	护理
	专科护理技能	熟练掌握各种急救、监护设备的使用与监测 熟练掌握人工气道护理和高压氧舱治疗护理 熟练掌握新生儿、小儿营养支持 熟练掌握黄疸蓝光治疗和换血治疗的护理
	落实责任制护理	1 名护理人员负责≤6 名普通患儿或≤3 名重症患儿
	评估	落实危重症患者护理评估制度 有针对危重患者病情变化的风险评估和安全防范措施
	患者安全	落实患者身份识别制度 有新生儿、儿科危重患者护理常规及技术规范、工作流程及应急预案，对危重患者有风险评估和安全防范措施 有新生儿病房及危重病房工作制度，并落实 出、入室交接规范
	感染管理	布局流程符合感染管理要求 严格执行手卫生规范 无菌技术操作符合规范要求 有新生儿暖箱、奶瓶、奶嘴消毒规范 传染病患儿隔离措施到位
	医疗废弃物管理	有医疗废弃物管理规定 医疗废弃物分类收集、锐器放入利器盒
	意外防范与不良事件报告	医疗不良事件及时上报，有定期分析整理 医疗护理人员明确不良事件，突发事件内容与上报、处理流程 操作人员防护到位

第八节　住院患者护理满意度评价

一、概述

随着医疗改革体制的深入,国内医疗服务满意度的测量已成为医疗服务评价中应用最直接、最广泛的评价内容之一。我国医疗服务满意度研究日趋受到重视。《三级综合医院评审标准(2011 版)》实施过程中,将病人满意度测评作为医院评审中的一个重要测量工具和服务质量的评价标准。住院患者对护理工作的满意度是指住院患者在住院过程中,对理想护理的期望与实际接受护理照顾的一致程度。患者护理满意度调查的目的是通过调查,获取患者在住院期间对护理工作的感受和期望数据的信息,从而提出更有效的改进措施,提高护理服务质量和水平。开展患者护理满意度调查的工具为满意度调查量表,结构通常由问题类型、标度法、条目数量等组成,量表设计通常有两种最常见的问题类型,即开放式和封闭式。

二、满意度调查量表的制定

量表在一次调查活动中处于基础性地位,其设计直接关系到一次调查活动结果的优劣。国内患者护理满意度调查量表采用由国外量表改进的患者护理满意度量表、应用相关理论的患者护理满意度量表、与患者共同参与制定的护理满意度量表、自制的患者护理满意度调查问卷等。由于国内研究起步较晚,从现有文献看,尽管有许多学者和医务人员在从事"医院顾客满意"的研究,但是对于满意度调查,行业内至今尚无统一的标准。目前开展满意度调查多选择自制的患者护理满意度调查问卷,其调查项目的设置往往只是凭借以往的经验或者根据卫生部制定的一些政策与标准,自行设计调查问卷内容。近年来在患者护理满意度研究中更多地注重了患者群体需求结构,确定科学的调查项目,同时考虑调查项目的全面性、代表性和可操作性。

国内自行研制的患者护理满意度量表,内容设计基本为 5 个维度,即服务态度、业务水平、关爱患者、护理管理、健康教育。每个维度下设有不同条目。每个条目设置统一等级的答案。在条目数量的设置方面,通常要求每个维度至少有 2 个条目,维度与条目数相适应,维度一般不多于 6 个,整个量表回答时间一般不超过 20 分钟。另外,在指导语的设计上应简明、准确、无歧义。

三、满意度调查量表维度及条目权重确定

进行定量评价患者满意度时，考虑到在评价中，每一级指标各个因素在患者满意度评价中所起的作用和重要程度不同，因此分别给每一因素赋以相应的权数，且权数归一化，可以更科学地定量测量患者满意度。一般根据各维度指标特征的重要程度，常采用AHP法或者德尔菲专家评判法分别赋予各指标不同的权重。我国学者张会芝研制的服务态度量表(18)、业务水平(12)、关爱患者(20)、护理管理(15)、健康教育(35)共5个维度分别赋予不同权重值，5个维度的不同权重值相加总和为100，可见其中健康教育维度、关爱患者维度权重在整个满意度问卷中占有较大比重，客观地反映护士对患者进行健康教育和对患者关爱的重要性。

四、满意度调查量表条目答案等级的确定

Likert式量表由于易于编制和形式简单明了，被广泛用于各领域的调查研究。患者护理满意度量表也广泛采用的是Likert标度法。Likert量表是Rensis Likert在1932年报道的一种等级加和量表，最初的应答选项为5级态度语义量词："非常同意"、"同意"、"不同意也不反对"、"反对"、"非常反对"(strongly agree，agree，neither agree nor disagree，disagree，strongly disagree)，应答等级改变对量表所收集数据的特征影响较小；但量表的特性随应答等级增加而改善，并在7级以后改善很小，而等级太多会造成应答率下降，大于10级还会使重测信度降低。因此，比较理想的应答等级可能在7级左右。但对某些特定人群的研究也要考虑调查对象的分辨能力，适当减少应答等级。综合考虑调查对象的分辨能力、配合程度及调查内容的敏感性等情况，国内Likert标度法一般多使用5级标度量表，同时估计每一等级的分值。

五、满意度调查方法

满意度信息收集国外多采用现场调查、电话调查和邮寄调查的方式，其中邮寄调查有更高的应答率。国内患者满意度调查的方式也分为现场调查、电话调查和邮寄调查，或设立意见簿或意见箱，还可以按一定比例采取出院随访等测评方法，其中现场调查的回收率较高，是目前国内应用较多的方式，但电话回访可以详细解释了解患者对医院整体评价和满意度的真实情况，得到大多数患者的支持和配合，调查结果可信度较高，为现在逐步采用的调查方法。卫生部2011年即采用电话回访的方式对全国部分医院优质护理工作情况开展调查。

为提高患者满意度调查结果的有效性，需选择恰当时机，合适对象。患者护理

满意度测评可以在患者住院过程中进行，也可以在患者出院后进行。但住院病人的疾病转归尚未明确，有的患者病情较重，在接受调查、回答问题或填写问卷时往往有顾虑，使调查结果与实际情况可能有较大不同，影响评价结果的客观、真实与公正。因此选择恰当调查时机是关键。时间一般选择患者接受治疗护理相对少，病房内较安静，出入工作人员少，给予患者的干扰少的时间，例如避免在手术当天或正在接受检查、治疗时进行。有研究认为 18:00～20:30 是开展满意度调查的最佳时间。调查对象一般选择病情相对稳定，情绪较好的患者，或选择准备出院的患者。选择恰当的时机和合适的对象，更能真实地反映患者内心感受，获得真实有价值的信息。数据收集时应注意剔除无效表，其判断标准是：收回的调查表中，漏填条目≥50%，或单一条目选择≥2 项答案，视为无效表。满意率测定采取率的形式：

满意率=[有效表实际得分/(有效表份数×100)]×100%

六、附调查量表

(一) 卫生部出院病人满意度测评表

填表说明：下列问题(见表 2.11)是要了解您对本次住院护理服务的满意程度，请您一定要回答所有的问题。如果某个问题您不能肯定如何回答，就请选择最接近您自己真实感受的那个答案。您的回答内容均予保密，为您服务的护理人员不会看到您的回答，敬请安心。

所有问题都请您按照自己的标准、愿望或者自己的感觉来回答。注意所有的问题都只是您本次住院接受护理服务的情况。

阅读每个问题，根据您的感觉，选择最适合您情况的答案，在所选择的答案上打“√”。其中，1=非常不满意，2=不满意，3=基本满意，4=满意，5=非常满意。

表 2.11 (卫生部)出院病人满意度测评表

序号	测试项目	非常不满意	不满意	基本满意	满意	非常满意
1	优质护理活动知晓率(5 分)	1	2	3	4	5
2	病房责任护士知晓率(5 分)	1	2	3	4	5
3	对入院介绍的满意度(10 分)	1	2	3	4	5
4	对护理操作技术的满意度(10 分)	1	2	3	4	5
5	对生活护理服务的满意度(10 分)	1	2	3	4	5

(续)表 2.11

序号	测试项目	非常不满意	不满意	基本满意	满意	非常满意
6	对手术操作注意事项及健康指导满意度(10 分)	1	2	3	4	5
7	对出院告知服务的满意度(10 分)	1	2	3	4	5
8	对护士责任心的满意度(10 分)	1	2	3	4	5
9	对呼叫时能否及时获得帮助的满意度(10 分)	1	2	3	4	5
10	对护士服务态度和关心患者的满意度(10 分)	1	2	3	4	5
11	护理整体满意程度评分(10 分)	1	2	3	4	5
12	对医院整体满意度评分(10 分)	1	2	3	4	5

(二) 某三级综合医院护士工作满意度调查表

开展优质护理服务,实施责任制整体护理,每位责任护士均分管病人,通过所分管病人对责任护士进行评价,结果应该更客观、真实,可与绩效挂钩。

病员同志:您好!

为了给您创造良好的住院环境,不断提高我院护理服务水平,请您如实填写此调查表(见表 2.12),以便我们在今后的工作中不断改进,请在相应的栏内打"√",感谢您的合作!

表 2.12 某三级综合医院护士工作满意度调查表

项目 \ 护士姓名	护士 1	分值	护士 2	分值	护士 3	分值	护士 4	分值	护士 5	分值
1. 护士主动介绍自己及入院介绍情况	好		好		好		好		好	
	一般		一般		一般		一般		一般	
	差		差		差		差		差	
2. 护士态度和蔼、关心体贴病人	好		好		好		好		好	
	一般		一般		一般		一般		一般	
	差		差		差		差		差	

(续)表 2.12

护士姓名 项目	护士 1	分值	护士 2	分值	护士 3	分值	护士 4	分值	护士 5	分值
3. 技术过硬，护理操作技术轻、快、准	好		好		好		好		好	
	一般		一般		一般		一般		一般	
	差		差		差		差		差	
4. 协助病人做洗脸、梳头、擦浴、更衣、泡脚等	好		好		好		好		好	
	一般		一般		一般		一般		一般	
	差		差		差		差		差	
5. 您所在病房环境安静、整洁、卫生	好		好		好		好		好	
	一般		一般		一般		一般		一般	
	差		差		差		差		差	
6. 主动巡视病房，当您需要帮助时，积极给予协助	好		好		好		好		好	
	一般		一般		一般		一般		一般	
	差		差		差		差		差	
7. 对您提出的问题，给予耐心的解释	好		好		好		好		好	
	一般		一般		一般		一般		一般	
	差		差		差		差		差	
8. 为您提供的关于治疗和用药方面的指导	好		好		好		好		好	
	一般		一般		一般		一般		一般	
	差		差		差		差		差	
9. 当您进行手术或特殊检查时，护士为您提供的指导	好		好		好		好		好	
	一般		一般		一般		一般		一般	
	差		差		差		差		差	
10. 您对她的整体工作评价	好		好		好		好		好	
	一般		一般		一般		一般		一般	
	差		差		差		差		差	
写出您最满意的护士										
写您最不满意的护士										

备注:1. 调查住院 5 天以上的病人;2. 分值:好—10 分,一般—6 分,差—2 分。

第三章 三级综合医院护理评价要素汇总

本篇依据卫生部医管司编制发布的《三级综合医院评审标准(2011年版)》(以下简称《标准》),重点介绍是以管理为重点,系统追踪与选择病例个案追踪的方法,通过一个案例、一个病人的服务全过程,将所涉及各专业和科室的标准条款贯穿在一起,体现以病人为中心的理念,从检查者的角度进行全面考量。

护士群体分布于各专业、各科室,与各专科相关的护理标准亦分散于《标准》的各个章节中,为了便于各级护理人员对追踪到的护理标准进行系统学习和掌握,本章将《标准》一、二、三、四部分中与护理相关标准69条、第五部分护理质量与持续质量改进59条共128条护理项目进行了梳理和汇集,同时,根据安徽省医疗卫生系统体制改革的实践与要求,在评审方法中加了部分质量督导检查标准和范例标注,便于读者正确理解标准、把握标准,指导临床实践。

为了便于读者阅读和查找,本章各节中的段落序号与《标准》保持对应关系,与护理工作无关的段章节或落,只保留标题,因此就本书而言,编目序号是不连续的,这样做的目的完全出于临床需要,方便管理者检查评估。

第一节 坚持医院公益性

一、医院设置、功能和任务符合区域卫生规划和医疗机构设置规划的定位和要求

评审标准	评审要点	评审方法
1.1.1 医院的功能、任务和定位明确,规模适宜。		

<table>
<tr><th>评审标准</th><th>评审要点</th><th>评审方法</th></tr>
<tr><td rowspan="3">1.1.1.1
医院的功能、任务和定位明确，保持适度规模，符合卫生行政部门规定三级医院设置标准。</td><td>【C】
医院符合卫生行政部门规定三级医院设置标准，获得批准等级至少正式执业五年以上。
(1) 开放床位与卫生技术人员之比1∶1.15。
(2) 开放床位与病房护士之比1∶0.4。
(3) 在岗护士占卫生技术人员总数≥50％。</td><td>按年平均每天住院病人数核定为开放床位数，与卫生技术人员之比和病房护士之比。</td></tr>
<tr><td>【B】符合“C”，并
1. 临床科室主任具有正高职称＞90％。
2. 护理人员中具有大专及以上学历者＞50％。
3. 平均住院日≤12天。
4. 保持适宜的床位使用率≤93％。
5. 开放床位明显大于执业登记床位时，有增加床位的申请记录。</td><td>1. 临床科室主任或每单独成立病区的临床科室主任应具有正高职称＞90％。
2. 现场核查相关统计指标。
3. 开放床位大于执业登记床位20％时，应向上级卫生主管部门申请登记。</td></tr>
<tr><td>【A】符合“B”，并
医院功能、任务和定位符合卫生区域规划，达到卫生行政部门设置标准。</td><td>综合分析医院功能、任务和定位是否符合卫生区域规划，医院规模、管理、人才、技术、服务、设备等是否达到卫生行政部门设置标准。</td></tr>
</table>

二、医院内部管理机制科学规范(略)

三、承担公立医院与基层医疗机构对口协作等政府指令性任务

评审标准	评审要点	评审方法
1.3.4　建立院前急救与院内急诊“绿色通道”,有效衔接的工作流程。		
1.3.4.1 建立院前急救与院内急诊“绿色通道”,有效衔接的工作流程。(★重点)	【C】 1. 有院前急救与院内急诊“绿色通道”有效衔接的工作流程。 2. 有急诊与住院连贯的医疗服务标准与流程。 3. 医院急诊护士与“120”急救人员、病房间有严格的交接制度、规范患者转接及工作记录。	【C】现场查急诊“绿色通道”与院前急救和住院工作流程及交接工作记录。
	【B】符合“C”,并 1. 有多部门、多科室的协调机制,保障多发伤、复合伤、疑难病例的抢救治疗。 2. 有“绿色通道”病情分级和危、急、重症优先诊治的相关规定,保证急诊手术流程畅通,并有妥善处理如下患者的工作流程: (1) 特殊人群:“三无”人员、可疑急性呼吸道传染病隔离者。 (2) 特殊病种:严重创伤和急性冠脉综合征及脑血管意外等。 (3) 群体性(3人以上)伤、病、中毒等情况。	【B】符合“C”,并查看急诊记录,有多部门、多科室的协调机制,保障多发伤、复合伤、疑难病例的抢救治疗。查看医院急诊病情分级和危急重症优先诊治的相关规定,现场查看急诊抢救工作流程。 【A】符合“B”,并医院分管急诊科领导及相关科室对急诊科进行定期监督检查并提出改进建议,急诊科有改进反馈,查原始记录。

评审标准	评审要点	评审方法
	【A】符合“B”,并 主管职能部门对急诊绿色通道实施情况定期督导检查、持续改进急诊抢救工作。	

四、应急管理

评审标准	评审要点	评审方法
1.4.2 加强领导,成立医院应急工作领导小组,建立医院应急指挥系统,落实责任,建立并不断完善医院应急管理的机制。		
1.4.2.1 建立健全医院应急管理组织和应急指挥系统,负责医院应急管理工作。(★重点)	【C】 1. 有医院应急工作领导小组,负责医院应急管理。 2. 有医院应指挥系统,院长是医院应急管理的第一责任人。 3. 主管职能部门负责日常应急管理工作。 4. 有各部门、各科室负责人在应急工作中的具体职责与任务。 5. 医院总值班有应急管理的明确职责和流程。 6. 有应急队伍,人员构成合理,职责明确。 7. 相关人员知晓本部门、本岗位的履职要求。	【C】查文件,医院建立突发公共事件的医疗救援和突发公共卫生事件防控工作组织,有明确的职责分工和流程,有应急处理队伍,抽查应急队伍成员 2 名,知晓所承担的职责。

评审标准	评审要点	评审方法
	【B】符合"C",并 1. 有院内、外和院内各部门、各科室间的协调机制,有明确的协调部门和协调人。 2. 有信息报告和信息发布相关制度。 3. 应急队伍组成的垂直和水平关系明晰,跨度合理,覆盖应急反应的各个方面,确保应急行动的协调和高效,能够得到后勤系统和医学装备部门的支持。	【B】符合"C",并有专门部门和专人负责院内、外突发事件协调,应急队伍结构合理,有专人负责信息上报工作,有后勤系统和医学装备部门人员参加。 【A】符合"B",并查原始资料,对应急事件演练和实践有分析、总结和改进措施,按照法律法规和上级部门要求(授权文件)对信息进行发布。
	【A】符合"B",并 1. 有应急演练或应急实践总结分析,对应急指挥系统的效能进行评价,持续改进应急管理工作。 2. 有新闻发言人制度,根据法律法规和有关部门授权履行信息发布责任。	
1.4.3 明确医院需要应对的主要突发事件策略,制定和完善各类应急预案,提高快速反应能力。		

评审标准	评审要点	评审方法
1.4.3.1 开展灾害易损性分析，明确医院需要应对的主要突发事件及应对策略。（★重点）	【C】 组织有关人员对医院面临的各种潜在危害加以识别，进行风险评估和分类排序，明确应对的重点。 【B】符合“C”，并 有灾害易损性分析报告，对突发事件可能造成的影响以及医院的承受能力进行系统分析，提出加强医院应急管理的措施。 【A】符合“B”，并 定期进行灾害易损性分析，对应对的重点进行调整，对相应的预案进行修订，并开展再培训与教育。	【C】医院对预防安全生产和非医源性损伤有明确的文件要求。 【B】符合“C”，并有灾害性情况（如火灾、水灾、地震等）对医院可能造成的影响有分析和应急措施。 【A】符合“B”，并且医院至少一年2次对相应的应急预案进行适时修订并开展培训。
1.4.3.2 编制各类应急预案。（★重点）	【C】 1. 根据灾害易损性分析的结果制订各种专项预案，明确应对不同突发公共事件的标准操作程序。 2. 制订医院应对各类突发事件的总体预案和部门预案，明确在应急状态下各个部门的责任和各级各类人员的职责以及应急反应行动的程序。 3. 有节假日及夜间应急相关工作预案，配备充分的应急处理资源，包括人员、应急物资、应急通讯工具等。	【C】有相应的应急预案（参照《国家突发公共事件总体应急预案》），对节假日有应急处理机制。 【B】符合“C”，并编制医院应急预案手册，抽查2名医院职工是否知晓本部门和本岗位相关职责与流程。 【A】符合“B”，并且医院至少一年2次对相应的应急预案进行适时修订，并开展培训。

评审标准	评审要点	评审方法
	【B】符合"C"，并 编制医院应急预案手册，方便员工随时查阅，各部门各级各类人员知晓本部门和本岗位相关职责与流程。	
	【A】符合"B"，并 定期并及时修订总体预案和专项预案，持续完善。	
1.4.4　开展应急培训和演练，提高各级、各类人员的应急素质和医院的整体应急能力。		
1.4.4.1 开展全员应急培训和演练，提高各级、各类人员的应急素质和医院的整体应急能力。	【C】 1. 医院有安全知识及应急技能培训及考核计划，定期对各级各类人员进行应急相关法律、法规、预案及应急知识、技能和能力的培训，并组织考核。 2. 各科室、部门每年至少组织一次系统的防灾训练。 3. 开展各类突发事件的总体预案和专项预案应急演练。	【C】医院及各科室每年至少1次对安全生产和应急相关知识及技能进行培训并考核，有应急演练(查通知、照片)。 【B】符合"C"，并抽查5名职工是否掌握主要应急技能和防灾技能，有医院内(包括突发公共卫生事件)、外联合应急演练(查通知、照片)。 【A】符合"B"，并抽查上述5名职工，知晓率达到100%。
	【B】符合"C"，并 1. 培训考核的内容涵盖了本地区、本院需要应对的主要公共突发事件。 2. 相关人员掌握主要应急技能和防灾技能。 3. 有应对重大突发事件的医院内、外联合应急演练。 4. 有应对突发大规模传染病暴发等突发公共卫生事件的综合演练。	

评审标准	评审要点	评审方法
	【A】符合“B”，并 应急预案与流程的员工知晓率达到100%。	

第二节　医院服务

一、预约诊疗服务(略)

二、门诊流程管理

评审标准	评审要点	评审方法
2.2.3　根据门诊就诊患者流量调配医疗资源，做好门诊和辅助科室之间的协调配合。		
2.2.3.2 有门诊突发事件预警机制和处理预案，提高快速反应能力。	【C】 1. 有应急预案，包括建立组织、设备配置、人员技术培训、通讯保障、后勤保障等。 2. 有确保应急预案及时启动、快速实施的程序与措施。	【C】 1. 查门诊停电、停水、火情、计算机故障、病人摔倒、突发病情抢救等可行性预案，组织、人员、设施等齐全。 2. 查程序和措施，现场演示符合要求。
	【B】符合“C”，并 1. 有门诊突发事件预警系统，能有效地识别预警信息。 2. 工作人员能够及时识别预警信息并熟练掌握各种突发事件报告和处理流程。	【B】符合“C”，并 1. 现场查看设施、设备，查演练资料和处理的记录。 2. 抽查门诊工作人员掌握预案、流程和相关要求。

评审标准	评审要点	评审方法
	【A】符合“B”,并 1. 根据预警级别,及时启动应急预案,有案例证实在启动应急预案后,相关部门能积极响应。 2. 有应急事件分析评价,持续改进应急管理。	【A】符合“B”,并 1. 查近三年相关资料,反映相关部门能积极响应。 2. 查定期分析评价,持续改进的资料。

三、急诊绿色通道管理

评审标准	评审要点	评审方法
2.3.1　急诊科设置符合《急诊科建设与管理指南(试行)》的基本要求。人力资源、设备、设施配备满足急诊绿色通道要求,实行7×24小时服务。		
2.3.1.2 急诊科应当配备足够数量,受过专门训练,掌握急诊医学的基本理论、基础知识和基本操作技能,具备独立工作能力的医护人员。	【C】 1. 急诊医师、急诊护士配置满足急诊工作需要。 2. 急诊医、急诊护士经过急诊专业训练,掌握危急重症抢救技能,具备独立抢救工作能力。	【C】 1. 查医护人员排班表等资料,配置是否达到要求。 2. 现场抽查医生、护士各5名是否达到要求。
	【B】符合“C”,并 医护人员定期技能再培训,不断提高急诊抢救水平。	【B】符合“C”,并 查定期培训资料(包括计划、时间、内容、考核等)。
	【A】符合“B”,并 有急诊医护人员培训考核机制。	【A】符合“B”,并 查医院和部门相关人员培训考核的规范化管理资料。

<table>
<tr><th>评审标准</th><th>评审要点</th><th>评审方法</th></tr>
<tr><td colspan="3">2.3.2 加强急诊检诊、分诊，落实首诊负责制，及时救治急危重症患者。</td></tr>
<tr><td rowspan="3">2.3.2.2 建立急性创伤、急性心肌梗死、急性心力衰竭、急性脑卒中、急性颅脑损伤、急性呼吸衰竭等重点病种的急诊服务流程与规范。（★重点）</td><td>【C】
1. 建立急性创伤、急性心肌梗死、急性心力衰竭、急性脑卒中、急性颅脑损伤、急性呼吸衰竭等重点病种的急诊服务流程。
2. 有重点病种患者紧急会诊和优先入院抢救的相关规定。
3. 重点病种相关科室及医务人员熟悉本科室重点病种急诊抢救流程和职责。</td><td>【C】
1. 查6个重点病种的急诊服务流程、时限是否有明确规定。
2. 查紧急会诊和优先入院抢救的制度、规定。
3. 抽查医生、护士各5名是否均能熟悉本科室重点病种急诊抢救流程和职责。</td></tr>
<tr><td>【B】符合“C”，并
有重点病种急诊抢救登记、总结、分析、反馈及持续改进措施。</td><td>【B】符合“C”，并
查近三年此6个重点病种的抢救登记、持续改进等相关资料。</td></tr>
<tr><td>【A】符合“B”，并
持续改进重点病种急诊服务使之有成效。</td><td>【A】符合“B”，并
查持续改进有成效的相关资料。</td></tr>
<tr><td colspan="3">2.3.3 根据重大突发事件应急医疗救援预案，制定大规模抢救工作流程，保障绿色通道畅通。</td></tr>
</table>

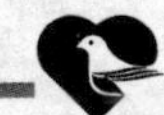

评审标准	评审要点	评审方法
2.3.3.1 根据重大突发事件应急医疗救援预案，制定大规模抢救工作流程，保障绿色通道畅通。	【C】 1. 医院有重大突发事件应急医疗救援预案。 2. 急诊科有根据预案制定的大规模抢救工作流程。 3. 相关职能部门、医务人员和工作人员熟悉本部门、本人在应急医疗救援中的角色和岗位职责。 4. 大规模抢救工作由院级领导负责指挥协调，由职能部门具体组织实施和协调。	【C】 1. 查重大突发事件应急医疗救援预案(包括组织、设备设施、人员、通讯、场所等)。 2. 现场查看、查阅相关资料。 3. 抽查职能部门、医务人员和工作人员共10名是否均掌握。 4. 查相关组织及资料。
	【B】符合“C”，并 有大规模抢救登记与总结、分析、反馈和持续改进措施。	【B】符合“C”，并 查近三年大规模抢救的各项资料。
	【A】符合“B”，并 持续改进应急管理，使之有成效。	【A】符合“B”，并 查持续改进有成效的相关资料。

四、住院、转诊、转科服务流程管理

评审标准	评审要点	评审方法
2.4.1 完善患者入院、出院、转科服务管理工作制度和标准，改进服务流程，方便患者。		

评审标准	评审要点	评审方法
2.4.1.1 完善患者入院、出院、转科服务管理工作制度和标准，改进服务流程，方便患者。	【C】 1. 执行留观、入院、出院、转科、转院制度，并有相应的服务流程。 2. 有部门间协调机制，并有专人负责。 3. 能为患者入院、出院、转科、转院提供指导和提供各种便民措施。 4. 有科室没有空床或医疗设施有限时的处理制度与流程，并告知患者原因和处理方案。	【C】 1. 查各个环节的制度和流程服务措施。 2. 查部门之间的协调机制，查是否有留观、入院、出院、转科、转院的标准。 3. 查相关资料及具体便民设施。 4. 查相关制度和处理方案。
	【B】符合“C”，并 1. 有对员工进行服务流程培训的相关制度并执行，当服务流程变更时对相关人员进行再培训。 2. 职能部门对上述工作进行督导、检查、总结、反馈，有改进措施。	【B】符合“C”，并 1. 查培训资料，了解工作人员掌握情况。 2. 查职能部门对上述工作进行监管、改进措施的资料。
	【A】符合“B”，并 持续改进服务流程有成效。	【A】符合“B”，并 查近三年持续改进服务流程有成效的资料。
2.4.2 为急诊患者入院制定合理、便捷的入院相关制度与流程。危重患者应先抢救并及时办理入院手续。		

评审标准	评审要点	评审方法
2.4.2.2 为患者提供办理入院、出院手续个性化服务和帮助。	【C】 1. 办理入院、出院、转院手续便捷,分时段或床边办理出院手续,提供24小时服务。 2. 有为特殊患者(如残疾人、无近亲属陪护、行动不便患者等)入院、出院提供多种服务的便民措施。	【C】 1. 查制度、规定及相关落实的资料。 2. 现场察看提供多种服务的便民措施。
	【B】符合"C",并 职能部门对上述工作进行督导、检查、总结、反馈,有改进措施。	【B】符合"C",并 查职能部门对上述工作进行监管、改进措施的资料。
	【A】符合"B",并 持续改进入院服务有成效。	【A】符合"B",并 查持续改进有成效的相关资料。
2.4.3 加强转诊、转科患者的交接管理,及时传递患者病历与相关信息,为患者提供连续医疗服务。		
2.4.3.1 加强转诊、转科患者的交接管理,及时传递患者病历与相关信息,为患者提供连续医疗服务。	【C】 1. 转诊或转科流程明确,实施患者评估,履行知情同意责任,做好相关准备,选择适宜时机。 2. 经治医师应向患者或近亲属告知转诊、转科理由以及不适宜的转诊、转科可能导致的后果,获取患者或近亲属的知情同意。 3. 有病情和病历等资料交接制度并落实,保障诊疗的连续性。 4. 相关医务人员熟悉并遵循上述制度与流程。	【C】 1. 查制度、规定,抽查知情同意等资料。 2. 通过病人了解医生执行规定的情况是否符合要求。 3. 查相关交接制度、规定及落实情况。 4. 现场抽查医务人员是否均掌握制度与流程。

评审标准	评审要点	评审方法
	【B】符合"C",并 职能部门对上述工作进行督导、检查、总结、反馈,有改进措施。	【B】符合"C",并 查职能部门对上述工作进行监管、改进措施的资料。
	【A】符合"B",并 持续改进转诊转科服务有成效。	【A】符合"B",并 查持续改进有成效的相关资料。
2.4.4 加强出院患者健康教育和随访预约管理,提高患者健康知识水平和出院后医疗、护理及康复措施的知晓度。		
2.4.4.1 加强出院患者健康教育和随访预约管理,提高患者健康知识水平和出院后医疗、护理及康复措施的知晓度。	【C】 1. 有出院患者健康教育相关制度并落实。 2. 有出院患者随访、预约管理相关制度并落实。	【C】 1. 查医院或科室开展健康教育的制度、措施及资料。 2. 查有随访、预约管理相关制度及落实的相关资料。
	【B】符合"C",并 1. 患者或近亲属能知晓和理解出院后医疗、护理和康复措施。 2. 开展多种形式的随访,不断提高随访率。 3. 职能部门对上述工作进行督导、检查、总结、反馈,有改进措施。	【B】符合"C",并 1. 随机电话了解患者或近亲属对相关知识、措施的知晓情况。 2. 查随访登记,随访率不低于20%。 3. 查职能部门对上述工作进行监管的资料。
	【A】符合"B",并 持续改进健康教育和随访预约管理有成效。	查持续改进措施有成效的相关资料。

五、基本医疗保障服务管理(略)

六、患者的合法权益

<table>
<tr><th>评审标准</th><th>评审要点</th><th>评审方法</th></tr>
<tr><td colspan="3">2.6.1　医院有相关制度保障患者及其近亲属充分了解其权利。</td></tr>
<tr><td rowspan="3">2.6.1.1
患者及其近亲属对病情、诊断、医疗措施和医疗风险等具有知情选择的权利。医院有相关制度保证医务人员履行告知义务。(★重点)</td><td>【C】
1. 有保障患者合法权益的相关制度并得到落实。
2. 医务人员尊重患者的知情选择权利，对患者进行病情、诊断、医疗措施和医疗风险告知的同时，能提供不同的诊疗方案。
3. 医务人员熟知并尊重患者的合法权益。</td><td>1. 医院有完善的保障患者合法权益的相关制度，每年至少开展一次全员培训，完善培训资料。
2. 抽查 2 个科室病历查阅其对患者病情、诊断、医疗措施和医疗风险告知是否全面及能否提供不同的诊疗方案。
3. 抽查 10 位医护人员是否熟知尊重患者的合法权益相关内容。</td></tr>
<tr><td>【B】符合“C”，并
1. 患者或近亲属对医务人员的告知情况能充分理解并在病历中体现。
2. 职能部门对上述工作进行督导、检查、总结、反馈，有改进措施。</td><td>1. 抽查 2 个科室病历并询问患者及其近亲属对医务人员的告知情况是否能充分理解并在病历中体现。
2. 职能部门至少每季度一次对上述工作进行督导、检查、总结、反馈，有改进措施等相关资料。</td></tr>
<tr><td>【A】符合“B”，并
持续改进有成效。</td><td>每年总结一次，逐年持续改进并有成效。</td></tr>
</table>

评审标准	评审要点	评审方法
2.6.2 应向患者或其近亲属说明病情及治疗方式、特殊治疗及处置,并获得其同意,说明内容应有记录。		
2.6.2.1 向患者或其近亲属说明病情及治疗方式、特殊治疗及处置,并获得其同意,说明内容应有记录。	【C】 1. 医务人员在诊疗活动中应当向患者说明病情和医疗措施。需要实施手术、特殊检查、特殊治疗的,医务人员应当及时向患者说明医疗风险、替代医疗方案等情况,并取得其书面同意;不宜向患者说明的,应当向患者的近亲属说明,说明内容应有记录,并取得其书面同意。 2. 相关人员熟悉并遵循上述要求。	1. 抽查10份病历并询问患者及其近亲属。 2. 抽查10名医护人员询问在诊疗活动中应当向患者说明病情和医疗措施的相关规定。
	【B】符合"C",并 职能部门对上述工作进行督导、检查、总结、反馈,有改进措施。	职能部门至少每季度一次对上述工作进行督导、检查、总结、反馈,有改进措施等相关资料。
	【A】符合"B",并 持续改进有成效。	每年总结一次,逐年持续改进有成效。
2.6.5 保护患者的隐私权,尊重民族习惯和宗教信仰。		

评审标准	评审要点	评审方法
2.6.5.1 保护患者的隐私权，尊重民族习惯和宗教信仰。	【C】 1. 有保护患者隐私权的相关制度和具体措施。 2. 有尊重民族习惯和宗教信仰的相关制度和具体措施。 3. 医务人员熟悉相关制度，了解不同民族、种族、国籍以及不同宗教患者的不同习惯。 4. 医护人员自觉保守患者隐私，除法律规定外未经本人同意不得向他人泄露患者情况。	1. 抽查相关制度和具体措施落实情况。 2. 抽查相关制度和具体措施落实情况。 3. 抽查10位医护人员是否熟悉相关制度及了解不同民族、种族、国籍以及不同宗教患者的不同习惯。 4. 除法律规定外，没有发生未经本人同意向他人泄露患者隐私的情况。
	【B】符合“C”，并 1. 能尽量满足患者特殊合理的需求。 2. 有完善的保护患者合法权益的协调处置机制。 3. 有主管职能部门监督检查措施。	1. 随机抽查医院是否具有能尽量满足患者特殊合理需求的能力。 2. 抽查保护患者合法权益的协调处置机制是否完善。 3. 抽查主管职能部门监督检查的相关记录。
	【A】符合“B”，并 有监管情况分析评价，有整改措施与持续改进方案。	每年至少有一次监管情况分析评价总结，有整改措施与持续改进的相关资料。

七、投诉管理(略)

八、就诊环境管理(略)

第三节 患者安全

一、确立查对制度，识别患者身份

评审标准	评审要点	评审方法
3.1.2 在诊疗活动中，严格执行“查对制度”，至少同时使用姓名、年龄两项等项目核对患者身份，确保对患者实施正确的操作。		
3.1.2.1 在诊疗活动中，严格执行“查对制度”，至少同时使用姓名、年龄两项等项目核对患者身份，确保对正确的患者实施正确的操作。(★重点)	【C】 1. 有标本采集、给药、输血或血制品、发放特殊饮食、诊疗活动时患者身份确认的制度、方法和核对程序。核对时应让患者或其近亲属陈述患者姓名。 2. 至少同时使用两种患者身份识别方式，如姓名、年龄、出生年月、年龄、病历号、床号等(禁止仅以房间或床号作为识别的唯一依据)。 3. 相关人员熟悉上述制度和流程并履行相应职责。	1. 内、外科各抽两个科查“查对制度”和患者身份确认的制度、方法和核对程序，同时对患者或其近亲属核实落实情况。 2. 现场检查制度、方法和流程。 3. 各科抽查两名医生、护士具体落实情况。
	【B】符合“C”，并 1. 各科室严格执行“查对制度”。 2. 职能部门对上述工作进行督导、检查、总结、反馈，有改进措施。	1. 各级医护人员包括实习生都准确熟练掌握并严格执行。 2. 查医务处(科)护理部督导、检查、总结、分析评价的资料和科室接受反馈后的改进措施。

评审标准	评审要点	评审方法
	【A】符合"B",并 查对方法正确,诊疗活动中查对制度落实,持续改进有成效。	科室查对制度都能具体落实,各种查对方法正确。对督查后制定的改进措施能具体实施,能体现持续改进。
3.1.3 完善关键流程(急诊、病房、手术室、ICU、产房、新生儿室之间的转接流程)的患者识别措施,健全转科交接登记制度。		
3.1.3.1 完善关键流程(急诊、病房、手术室、ICU、产房、新生儿室之间的转接流程)的患者识别措施,健全转科交接登记制度。	【C】 1. 患者转科交接时执行身份识别制度和流程,尤其急诊、病房、手术室、ICU、产房、新生儿室之间的转接流程。 2. 对重点患者,如产妇,新生儿,儿童,手术、ICU、急诊、无名、意识不清、语言交流障碍、镇静期间患者的身份识别和交接流程有明确的制度规定。 3. 对无法进行患者身份确认的无名患者,有身份标识的方法和核对流程。 4. 对新生儿,意识不清、语言交流障碍等原因无法向医务人员陈述自己姓名的患者,由患者陪同人员陈述患者姓名。	1. 查医院有无科室之间转接时患者身份识别的制度和流程。抽查上述重点科室的制度和转接记录。 2. 查有无重点患者的身份识别和交接流程的制度。抽查上述重点科室对重点患者的身份识别和交接流程落实执行情况。 3. 查急诊室、病房内等无法进行身份确认的"无名患者"有无具体身份标识的方法和核对流程。 4. 查新生儿病房、ICU 等执行情况,并向患者家属或陪同人员实地了解。
	【B】符合"C",并 1. 科室有转科交接登记。 2. 职能部门对上述工作进行督导、检查、总结、反馈,有改进措施。	1. 查各科室转科交接登记材料。 2. 查医务处(科)护理部资料。

评审标准	评审要点	评审方法
	【A】符合“B”，并 重点部门患者转接时的身份识别制度落实，持续改进有成效。	重点部门对职能部门上述工作督查反馈有分析及改进措施，并能具体实施体现持续改进的成效。
3.1.4　使用“腕带”作为识别患者身份的标识，重点是ICU、新生儿科（室）、手术室、急诊室等部门，以及意识不清、抢救、输血、不同语种语言交流障碍的患者等；对传染病、药物过敏等特殊患者有识别标志（腕带与床头卡）。		
3.1.4.1 使用“腕带”作为识别患者身份的标识，重点是重症监护病房、新生儿科（室）、手术室、急诊室等部门，以及意识不清、语言交流障碍的患者等。	【C】 1. 对需使用“腕带”作为识别身份标识的患者和科室有明确的制度规定。 2. 至少在重症医学病房（ICU、CCU、SICU、RICU等）、新生儿科（室）、手术室使用“腕带”识别患者身份。	1. 查医院有无制度规定。 2. 检查上述科室使用“腕带”识别患者身份的落实情况。
	【B】符合“C”，并 1. 对急诊抢救室和留观的患者，住院、有创诊疗、输液以及意识不清、语言交流障碍等患者推广使用“腕带”识别患者身份。 2. 职能部门对上述工作进行督导、检查、总结、反馈，有改进措施。	1. 检查急诊抢救室、留观室和内外科各两病区使用“腕带”识别患者身份的落实情况。 2. 查医务处（科）、护理部具体资料。

评审标准	评审要点	评审方法
	【A】符合“B”,并 1. 正确使用“腕带”识别患者身份标识,持续改进有成效。 2. 使用带有可扫描自动识别的条形码“腕带”识别患者身份。	1. 科室对使用“腕带”的督查反馈有分析及改进措施,并能具体实施体现持续改进的成效。 2. 查有、无。

二、确立在特殊情况下医务人员之间有效沟通的程序、步骤

评审标准	评审要点	评审方法
3.2.1　在住院患者的常规诊疗活动中,应以书面方式下达医嘱。		
3.2.1.1 按规定开具完整的医嘱或处方。	【C】 1. 有开具医嘱相关制度与规范。 2. 医务人员对模糊不清、有疑问的医嘱,有明确的澄清流程。	1. 查内外科各两个病区有、无制度与规范。 2. 查有、无流程。
	【B】符合“C”,并 职能部门对上述工作进行督导、检查、总结、反馈,有改进措施。	查职能部门督查资料。
	【A】符合“B”,并 医嘱、处方合格率≥95%。	查当日住院、门诊病历各20份,处方100份评价合格率。
3.2.2　在实施紧急抢救的情况下,必要时可口头下达临时医嘱;护理人员应对口头临时医嘱完整重述确认。在执行时双人核查,事后及时补记。		
3.2.2.1 有紧急情况下下达口头医嘱的相关制度与流程。	【C】 1. 有紧急抢救情况下使用口头医嘱的相关制度与流程。 2. 医师下达的“口头医嘱”,执行者须复述确认,双人核查后方可执行。 3. 下达口头医嘱应及时补记。	1. 查内、外科各两个病区有、无“口头医嘱”制度与流程。 2. 抽查医生、护士各两名对制度与流程的知晓度。

评审标准	评审要点	评审方法
	【B】符合“C”，并 职能部门对上述工作进行督导、检查、总结、反馈，有改进措施。	查职能部门督查资料。
	【A】符合“B”，并 医嘱制度规范执行，持续改进有成效。	比较评审期内督查资料，能体现管理成效，科室对督查反馈有分析及改进措施，体现持续改进。

3.2.3 接获非书面的患者“危急值”或其他重要的检查(验)结果时，接获者必须规范、完整、准确地记录患者识别信息、检查(验)结果和报告者的信息，复述确认无误后方可提供医师使用。

3.2.3.1 有危急值报告制度与处置流程。	【C】 1. 有临床“危急值”报告制度及流程。包括重要的检查(验)结果等报告的范围。 2. 接获非书面“危急值”报告者应规范、完整、准确地记录患者识别信息、检查(验)结果和报告者的信息，复述确认无误后及时向经治或值班医生报告，并做好记录。 3. 医生接获临床“危急值”后及时追踪与处置。 4. 相关人员知晓上述制度与流程，并正确执行。	1. 查内、外科各两个病区有、无制度与流程。 2. 现场查资料的完整、规范，记录信息的准确和报告、处置、追踪的程序是否正确，接收报告者、处置者的复核、签名及时间是否正确。 2. 有处置记录和反馈。 4. 抽医、护人员各两名，查其对制度与流程的知晓度。

评审标准	评审要点	评审方法
	【B】符合“C”，并 1. 职能部门对上述工作进行督导、检查、总结、反馈，有改进措施。 2. 信息系统能自动识别、提示危急值，检查(验)科室能通过网络及时向临床科室发出“危急值”报告，并有醒目的提示。	1. 查职能部门督查资料。 2. 现场演示。
	【A】符合“B”，并 有危急值报告和接收处置规范，持续改进有成效。	科室对督查反馈有分析及改进措施，体现持续改进并取得成效。

三、确立手术安全核查制度，防止手术患者、手术部位及术式发生错误

评审标准	评审要点	评审方法
3.3.2 有手术部位识别标示制度与工作流程。		
3.3.3 有手术安全核查与手术风险评估制度与工作流程。		
3.3.3.1 有手术安全核查与手术风险评估制度与流程。(★重点)	【C】 1. 有手术安全核查与手术风险评估制度与流程。 2. 实施“三步安全核查”，并正确记录。	1. 抽查外科2～4个科室有无制度与流程。 2. 在手术室抽查当日手术病人每科1～2人，核查“三步安全核查”实施情况。

评审标准	评审要点	评审方法
	第一步：麻醉实施前：三方按《手术安全核查表》依次核对患者身份（姓名、性别、年龄、病案号）、手术方式、知情同意情况、手术部位与标识、麻醉安全检查、皮肤是否完整、术野皮肤准备、静脉通道建立情况、患者过敏史、抗菌药物皮试结果、术前备血情况、假体、体内植入物、影像学资料等内容。 第二步：手术开始前：三方共同核查患者身份（姓名、性别、年龄）、手术方式、手术部位与标识，并确认风险预警等内容。手术物品准备情况的核查由手术室护理人员执行并向手术医师和麻醉医师报告。 第三步：患者离开手术室前：三方共同核查患者身份（姓名、性别、年龄）、实际手术方式，术中用药、输血的核查，清点手术用物，确认手术标本，检查皮肤完整性、动静脉通路、引流管，确认患者去向等内容。 3. 准备切开皮肤前，手术医师、麻醉师、巡回护士共同遵照“手术风险评估”制度规定的流程，实施再次核对患者身份、手术部位、手术名称、麻醉分级等内容，并正确记录。 4. 手术安全核查项目填写完整。	3. 接上步骤查：切皮前手术医师、麻醉师、巡回护士是否再次核对患者身份、手术部位、手术名称、麻醉分级等内容，并核查三方记录和签名。 4. 查手术安全核查表。

评审标准	评审要点	评审方法
	【B】符合“C”，并 职能部门对上述工作进行督导、检查、总结、反馈，有改进措施。	查职能部门督查资料。
	【A】符合“B”，并 手术核查、手术风险评估执行率100%。	抽查当日手术室手术中10份病历评价。

四、执行手卫生规范，落实医院感染控制的基本要求

评审标准	评审要点	评审方法
3.4.2 医护人员在临床诊疗活动中应严格遵循手卫生相关要求（手清洁、手消毒、外科洗手操作规程等）。		
3.4.2.1 医护人员在临床诊疗活动中应严格遵循手卫生相关要求（手清洁、手消毒、外科洗手操作规程等）。	【C】 1. 对员工提供手卫生培训。 2. 有手卫生相关要求（手清洁、手消毒、外科洗手操作规程等）的宣教、图示。 3. 洗手正确率≥85%。	1. 查阅感染管理、护理、医务部门对部门员工进行手卫生培训资料。 2. 现场查看3～5个重点部门手卫生相关要求（手清洁、手消毒、外科洗手操作规程等）的宣教、图示。 3. 抽查10名医护人员“六步洗手法”，计算洗手正确率是否≥85%。

评审标准	评审要点	评审方法
	【B】符合“C”，并 1. 职能部门有对规范洗手进行督导、检查、总结、反馈，有改进措施。 2. 洗手正确率≥90％。	1. 查阅感染管理、护理、医务部门对临床科室手卫生设备和手卫生依从性进行督导、检查记录，并有总结、反馈和改进措施。 2. 抽查10名医护人员“六步洗手法”，计算洗手正确率是否≥90％。
	【A】符合“B”，并 1. 不断提高洗手正确率，洗手正确率≥95％。	抽查10名医护人员“六步洗手法”，计算洗手正确率是否≥95％。

五、特殊药物的管理，提高用药安全

评审标准	评审要点	评审方法
3.5.1　对高浓度电解质、易混淆（听似、看似）的药品有严格的贮存要求，并严格执行麻醉药品、精神药品、放射性药品、医疗用毒性药品及药品类易制毒化学品等特殊管理药品的使用与管理规章制度。		

评审标准	评审要点	评审方法
3.5.1.1 严格执行麻醉药品、精神药品、放射性药品、医疗用毒性药品及药品类易制毒化学品等特殊管理药品的使用与管理规章制度。	【C】 1. 严格执行麻醉药品、精神药品、放射性药品、医疗用毒性药品及药品类易制毒化学品等特殊药品的使用与管理制度。 2. 有麻醉药品、精神药品、放射性药品、医疗用毒性药品及药品类易制毒化学品等特殊药品的存放区域、标识和贮存方法的相关规定。 3. 相关员工知晓管理要求，并遵循。	【C】 1. 查看相关制度与执行情况是否符合规定。 2. 查看相关规定与现场。 3. 抽查5名相关医务人员，考查相关管理知识知晓度与执行情况。
	【B】符合“C”，并 职能部门对上述工作进行督导、检查、总结、反馈，有改进措施。	【B】符合“C”，并 查看相关规定、季度检查记录与资料。
	【A】符合“B”，并 执行麻醉药品、精神药品、放射性药品、医疗用毒性药品及药品类易制毒化学品等特殊药品的存放区域、标识和贮存方法相关规定，符合率100%。	【A】符合“B”，并 现场考查药库、调剂部门、临床科室（病区）该类药品管理是否符合规定。

评审标准	评审要点	评审方法
3.5.1.2 有高浓度电解质，听似、看似等易混淆的药品贮存与识别要求。	【C】 1. 有高浓度电解质、化疗药物等特殊药品的存放区域、标识和贮存方法的规定。 2. 对包装相似、听似、看似药品，一品多规或多剂型药物的存放有明晰的“警示标识”。 3. 相关员工知晓管理要求、具备识别技能。	【C】 1. 查看相关规定，现场查看药库、调剂部门、临床科室(病区)是否符合规定。 2. 查看包装相似、听似、看似药品，一品多规或多剂型药品目录，现场查看该类药品管理是否符合规定。 3. 抽查3名相关医务人员考查相关管理知识与技能。
	【B】符合“C”，并 职能部门对上述工作进行督导、检查、总结、反馈，有改进措施。	【B】符合“C”，并 查看相关规定、季度检查记录与资料。
	【A】符合“B”，并 对包装相似、听似、看似药品，一品多规或多剂型药物做到全院统一“警示标识”，符合率100%。	【A】符合“B”，并 现场考查药库、调剂部门、临床科室(病区)该类药品管理是否符合规定。

六、七、八(略)

九、妥善处理医疗安全(不良)事件

评审标准	评审要点	评审方法
3.9.1 有主动报告医疗安全(不良)事件的制度与可执行的工作流程，并让医务人员充分了解。		

评审标准	评审要点	评审方法
3.9.1.1 有主动报告医疗安全(不良)事件的制度与工作流程。(★重点)	【C】 1. 有医疗安全(不良)事件的报告制度与流程。 2. 有对员工进行不良事件报告制度的教育和培训。 3. 有途径便于医务人员报告医疗安全(不良)事件。 4. 每百张床位年报告≥10件。 5. 医护人员对不良事件报告制度的知晓率100%。	1. 查职能部门,内、外科各两个病区有无制度与流程。 2. 查有无制度和教育、培训资料(每年不少于一次)。 3. 有无医疗安全(不良)事件的报告程序。 4. 统计4个病区床位数和年报告例数。 5. 每病区各抽2名医、护人员查其对不良事件报告制度的知晓度,不良事件与不良反应的区别。
	【B】符合"C",并 1. 有指定部门统一收集、核查医疗安全(不良)事件。 2. 有指定部门向相关机构上报医疗安全(不良)事件。 3. 对医疗安全(不良)事件有分析步骤,采取防范措施。 4. 每百张床位年报告≥15件。 5. 全院员工对不良事件报告制度的知晓率100%。	1. 查医院文件,应在制度中体现。 2. 查医院文件,应在制度中体现。 3. 查医疗管理部门和科室资料,同时要有分析、处理和整改措施。 4. 抽查职能科室4人了解其知晓度。
	【A】符合"B",并 1. 建立院内网络医疗安全(不良)事件直报系统及数据库。 2. 每百张床位年报告≥20件。 3. 持续改进安全(不良)事件报告系统的敏感性,有效降低漏报率。	1. 现场调网络资料。 2. 统计4个病区床位数和年报告例数。 3. 职能管理部门有无持续改进措施,职工教育、培训计划改进实施。

评审标准	评审要点	评审方法
3.9.2 有激励措施,鼓励不良事件呈报。		
3.9.2.1 有激励措施,鼓励医务人员参加《医疗安全(不良)事件报告系统》网上自愿报告活动。	【C】 1. 建立有医务人员主动报告的激励机制。 2. 对不良事件呈报实行非惩罚制度。 3. 严格执行《重大医疗过失行为和医疗事故报告制度》的规定。	1. 查医院文件和管理部门资料。 2. 同上。 3. 查医院文件有无制度和规定,查资料看执行情况。
	【B】符合"C",并 1. 激励措施有效执行。 2. 使用卫生部医疗安全(不良)事件报告系统报告。	1. 查管理部门资料。 2. 现场调网络资料。
	【A】符合"B",并 医院医疗安全(不良)事件直报系统与卫生部"医疗安全(不良)事件报告系统"建立网络对接。	现场调网络资料。
3.9.3 将安全信息与医院实际情况相结合,从医院管理体系、运行机制与规章制度上进行有针对性的持续改进,对重大不安全事件要有根本原因分析。		
3.9.3.1 定期分析医疗安全信息,利用信息资源改进医疗安全管理。	【C】 1. 定期分析安全信息。 2. 对重大不安全事件进行根本原因分析。	1. 查医、护管理部门和临床科室资料。 2. 同上。

评审标准	评审要点	评审方法
	【B】符合"C",并 1. 利用信息资源加强管理,实施具体有效的改进措施。 2. 对改进措施的执行情况进行评估。	1. 查医、护管理部门资料。 2. 同上。
	【A】符合"B",并 应用安全信息分析和改进结果,持续完善和优化医院患者安全管理方案或制度规范。	查评审前三年的分析改进原始材料和完善、优化前后的医院文件。

第四节　医疗质量安全管理与持续改进

一、质量与安全管理组织

评审标准	评审要点	评审办法
4.1.2　有医院质量管理委员会组织体系,包括医院质量与安全管理委员会、医疗质量与安全管理委员会、伦理委员会、药事管理委员会、医院感染管理委员会、病案管理委员会、输血管理委员会、护理质量管理委员会等。定期研究医疗质量管理等相关问题,记录质量管理活动过程,为院长决策提供支持。		
4.1.2.1 有医院质量与安全管理委员会及各质量相关委员会,人员构成合理,职责明确。	【C】 1. 院长作为医院质量与安全管理第一责任人,统一领导和协调各相关委员会工作。	1. 院长作为医院质量与安全管理第一责任人,将医疗质量和安全作为科室综合目标管理的重要内容,对科室实行综合目标管理。 2. 各委员会有适宜的工作与管理制度及明确的工作职责,并符合卫生主管部门和行业管理组织的要求。

评审标准	评审要点	评审办法
	2. 各相关委员会包括：医疗质量与安全管理委员会、伦理委员会、药事管理与药物治疗学委员会、医院感染管理委员会、病案管理委员会、输血管理委员会、护理质量管理委员会等。 3. 各委员会有明确的职责与人员组成。 4. 有人体器官移植资质的医院，应设立独立的人体器官移植技术临床应用与伦理委员会。	3. 有人体器官移植资质的医院，应设立独立的人体器官移植技术临床应用与伦理委员会。伦理委员会人员组成符合相关文件要求。
	【B】符合“C”，并 1. 有由院长担任主任委员的医院质量与安全管理委员会，统一领导和协调各相关委员会工作。 2. 各委员会人员构成合理，能履行职责，确保发挥委员会功能。	院长作为医疗质量与安全管理委员会主任委员，其他各委员会由分管院领导作为主任委员，其组成人员符合工作和管理需要；医院进行干部人事变动时，各委员会人员组成应及时作相应调整。院长应不定期参加其他各委员会活动，进行协调和管理。
	【A】符合“B”，并 在医院质量与安全管理委员会统领下，各相关委员会运行良好，在质量与安全管理及持续改进中发挥作用。	各委员会能认真履行职责，落实各项管理制度，分工协作，活动正常。

评审标准	评审要点	评审办法
4.1.2.2 医院质量与安全管理委员会及各质量相关委员会能在质量与安全管理中发挥作用。	【C】 1. 各委员会定期召开相关质量与安全会议，每年不少于2次，有记录。 2. 各相关委员会定期向医院质量与安全管理委员会做工作汇报，为医院制定年度质量与安全管理目标及计划，提供决策支持。	1. 各委员会定期召开相关质量与安全会议，定期分析、总结工作和存在的问题，每年不少于2次，有记录。 2. 各相关委员会定期向医院质量与安全管理委员会做工作汇报。医院制定的年度质量与安全管理目标及计划均通过各委员会讨论决定。
	【B】符合"C"，并 依据医院总体质量与安全管理目标，研讨本领域内质量相关问题，提出改进方案，推动与督导全院或相关领域的质量与安全工作。	依据医院总体质量与安全管理目标，研讨本领域内质量相关问题，提出改进方案，推动与督导全院或相关领域的质量与安全工作。
	【A】符合"B"，并 各委员会分工协作，共同推进医院质量与安全管理及持续改进，效果明显。	比较评审期内各委员会质量与安全控制指标，能体现持续改进和提高。

二、医疗质量管理与持续改进

评审标准	评审要点	评审方法
4.2.1　有医疗质量管理和持续改进方案，并组织实施。		

评审标准	评审要点	评审方法
4.2.1.1 有医疗质量管理和持续改进实施方案及相配套制度、考核标准、考核办法、质量指标、持续改进措施。	【C】 1. 有医疗质量管理和持续改进实施方案及相配套制度、考核标准、考核办法、质量指标。 2. 有医疗质量管理考核体系和管理流程。	1. 查医疗质量管理和持续改进实施方案及相配套制度。 2. 检查医疗质量管理考核体系，包括考核标准、考核办法、质量指标和管理流程。
	【B】符合"C"，并 1. 落实医疗质量考核，有记录。 2. 对方案执行、制度落实、考核结果等内容有分析、总结、反馈及改进措施。	1. 检查落实医疗质量考核的记录。 2. 查看方案执行、制度落实、考核结果等内容有分析、总结、反馈及改进措施。
	【A】符合"B"，并 持续改进有成效。	比较评审期内质量与安全控制指标，能体现持续改进和提高的成效。
4.2.1.2 有医疗质量关键环节、重点部门管理标准与措施。	【C】 1. 有医疗质量关键环节(如危急重患者管理、围手术期管理、输血与药物管理、有创诊疗操作等)管理标准与措施。 2. 有重点部门(急诊室、手术室、血液透析室、内窥镜室、导管室、重症病房、产房、新生儿病房等)的管理标准与措施。 3. 有主管职能部门监管。	1. 检查相关资料，医疗质量关键环节(如危急重患者管理、围手术期管理、输血与药物管理、有创诊疗操作等)管理标准与措施是否符合诊疗规范与管理要求。 2. 检查相关资料，重点部门(急诊室、手术室、血液透析室、内窥镜室、导管室、重症病房、产房、新生儿病房等)的管理标准与措施是否符合相关要求。 3. 明确监管的职能部门。

评审标准	评审要点	评审方法
	【B】符合"C",并 1. 相关人员知晓本岗位相关质量管理标准及措施,并落实。 2. 主管部门履行监管职责,对各项管理标准与措施的落实情况有定期检查、分析、反馈意见,有改进措施。	1. 随机抽查相关部门工作人员对本岗位相关质量管理标准及措施的知晓率。 2. 按照管理标准和措施,检查落实情况。 3. 检查相关文字材料,考查主管部门对各项管理标准与措施进行检查、分析、反馈,并提出改进措施等情况。
	【A】符合"B",并 持续改进有成效。	抽查关键环节和重点部门管理标准与措施,比较评审期内有无改进和提高。
4.2.2 建立与执行医疗质量管理制度、操作规范、诊疗指南。		
4.2.2.1 根据法律法规、规章规范以及相关标准,结合本院实际,制定完善的覆盖医疗全过程的质量管理规章制度,并及时更新,切实保证医疗质量。	【C】 1. 医院制度符合法律法规、规章规范及相关标准,且符合本院实际。 2. 有完善的质量管理规章制度,并有明确的核心制度。	切合医院实际制定系列医院管理规章制度,包括完善的质量管理规章制度和明确的核心制度。
	【B】符合"C",并 1. 能够覆盖本院医疗全过程。 2. 对制度的管理规范,对制定、审核、批准、发布、作废等有统一流程。	1. 管理制度符合卫生部《医院管理制度》条款,内容符合相关法律法规要求,能覆盖本院医疗全过程。 2. 检查制度的制定、审核、批准、发布、作废等流程。
	【A】符合"B",并 对制度能够定期修订和及时更新。	根据形势发展及时修订和更新制度,检查相关制度是否符合最新政策要求。

评审标准	评审要点	评审方法
4.2.2.2 执行医疗质量管理制度，重点是核心制度。	【C】 1. 落实各项医疗质量管理制度，重点是核心制度。 2. 有医院及科室的培训，医务人员掌握并遵循本岗位相关制度。 3. 有主管职能部门监管。	1. 通过检查病案、现场询问和阅读文字材料等，逐项检查 14 项核心制度的落实情况。 2. 查看培训资料，并现场询问 4 个科室的 10 名临床医护人员对核心制度的知晓率。 3. 检查主管职能部门对落实核心制度的监管记录。
	【B】符合“C”，并 院、科两级对制度的执行情况有督导检查与整改措施。	查看医院和本科室定期（每季度不少于一次）对制度的执行情况的督导检查记录并提出整改措施。
	【A】符合“B”，并 持续改进有成效。	各项整改措施落实到位，效果明显。
4.2.2.3 有临床技术操作规范和临床诊疗指南。	【C】 1. 有各专业临床技术操作规范和临床诊疗指南。 2. 对医务人员进行培训，使医务人员掌握并严格遵循本专业岗位相关规范和指南开展医疗工作。	1. 制订切合本院工作实际的各专业临床技术操作规范和临床诊疗指南。 2. 检查院、科两级相关培训资料。
	【B】符合“C”，并 对规范、指南的执行情况有督导检查与整改措施。	检查院、科两级对各种规范、指南执行情况的督导检查记录与整改措施。
	【A】符合“B”，并 根据医学发展和本院实际，对规范和指南及时进行补充完善。	根据医学发展和本院实际，对规范和指南及时进行补充完善。检查规范和指南是否符合相关专业的最新要求。

<table>
<tr><th>评审标准</th><th>评审要点</th><th>评审方法</th></tr>
<tr><td colspan="3">4.2.3　坚持“严格要求、严密组织、严谨态度”，强化“基础理论、基本知识、基本技能”培训与考核。</td></tr>
<tr><td rowspan="3">4.2.3.1 坚持“严格要求、严密组织、严谨态度”，强化“基础理论、基本知识、基本技能”培训与考核。</td><td>【C】
1. 有各专业、各岗位“三基”培训及考核制度。
2. 有根据不同层次及专业的卫生技术人员的“三基”培训内容、要求、重点和培训计划。
3. 有与培训相适宜的技能培训设施、设备及经费保障。
4. 有指定部门或专职人员负责实施。</td><td>1. 查看医院各专业、各岗位“三基”培训及考核制度。
2. 制订年度培训计划，包括“三基”培训内容、培训要求、培训重点、培训对象、培训时间、培训教师等。
3. 现场考核技能培训设施、设备；检查评审期内培训经费落实情况。
4. 有指定部门或专职人员负责实施。</td></tr>
<tr><td>【B】符合“C”，并
落实培训及考核计划，在岗人员参加“三基”培训覆盖率100%。</td><td>根据培训计划，检查培训的原始资料，包括培训教材或课件，培训记录、签到、照片、考试卷及成绩表等。要求在岗人员培训覆盖率100%。</td></tr>
<tr><td>【A】符合“B”，并
在岗人员参加“三基”考核合格率100%。</td><td>现场抽调20名医师进行三基能力理论考试，60分为合格，合格率100%。</td></tr>
<tr><td colspan="3">4.2.4　建立医疗风险防范确保患者安全的机制，按规定报告医疗安全(不良)事件与隐患缺陷，不隐瞒和漏报。</td></tr>
</table>

评审标准	评审要点	评审方法
4.2.4.1 有医疗风险管理方案。	【C】 1. 有医疗风险管理方案，包括医疗风险识别、评估、分析、处理和监控等内容。 2. 针对主要风险制定相应的制度、流程、预案或规范，严格落实，防范不良事件的发生。 3. 发生不良事件，相关人员主动报告，无隐瞒和漏报。 4. 根据情况医院对员工做医疗风险事件的预警通告。	1. 检查医疗风险管理方案，包括医疗风险识别、评估、分析、处理和监控等内容。 2. 检查针对主要风险制定的管理制度、流程、预案或规范以及落实的原始记录。 3. 检查医疗不良事件主动报告制度以及报告记录。 4. 检查医疗风险预警制度以及预警通告记录。
	【B】符合“C”，并 对医疗风险的防范流程执行情况有检查、反馈、改进措施。	检查对医疗风险防范流程执行情况的检查、反馈记录以及改进措施。
	【A】符合“B”，并 1. 建立跨部门的协调与讨论机制。 2. 有信息化的医疗风险监控与预警系统。	1. 医疗、护理、药剂、卫材等部门由分管院领导牵头，定期开会讨论不良事件发生情况及防范措施落实情况。 2. 现场检查信息化的医疗风险监控与预警系统设置情况。
4.2.4.2 落实患者安全目标。	【C】 1. 医院及科室将实施“患者安全目标”作为推动患者安全管理的基本任务。 2. 为实施“患者安全目标”提供所需的人力与物力资源。 3. 组织“患者安全目标”相关制度的员工培训与考核。员工对患者安全目标的知晓率≥90%。	1. 查看切合本院实际的患者安全目标。 2. 围绕患者安全目标建立相应的安全管理制度。 3. 检查对员工进行患者安全目标相关知识的培训资料。 4. 现场考核临床医护人员对患者安全目标相关知识的知晓率。

评审标准	评审要点	评审方法
	【B】符合"C",并 主管部门对患者安全目标落实情况进行检查、分析、反馈,有改进措施。	检查主管部门对患者安全目标落实情况进行检查、分析、反馈的原始记录以及提出的改进措施。
	【A】符合"B",并 1. 患者安全目标在医院日常运行的工作流程中得到完全落实。 2. 员工有较强的患者安全服务意识,医院逐步形成人人参与的安全文化。	1. 现场检查临床科室患者安全目标在日常诊疗工作中的落实情况。 2. 现场考核职工的安全服务意识、安全警示标志和安全服务设施。
4.2.4.3 开展防范医疗风险确保患者安全的相关知识、技能的教育与培训。	【C】 1. 有防范医疗风险的相关教育与培训,其中包括患者安全典型案例的分析。 2. 有针对共性及各科室专业特点制定相关教育与培训的课程内容。 3. 有针对医疗风险防范的工作制度、流程、规范、预案等进行培训的计划并实施。	检查院、科两级进行的防范医疗风险相关教育与培训资料,包括培训计划,培训时间、培训内容、签到等,培训内容包括针对医疗风险防范的工作制度、流程、规范、预案以及患者安全典型案例的分析。医院对共性问题进行教育和培训,科室根据本部门特点进行教育和培训。
	【B】符合"C",并 对重点科室、重点岗位、重点人群的培训率大于80%。	根据签到名单,核查培训率。
	【A】符合"B",并 对培训效果进行追踪与评价,有持续改进。	抽查临床医护人员对培训内容的知晓程度。

评审标准	评审要点	评审方法
4.2.6　定期进行全员医疗质量和安全教育，牢固树立医疗质量和安全意识，提高全员医疗质量管理与改进的参与能力。		
4.2.6.1 有全员质量与安全教育和培训。	【C】 1. 根据年度质量与安全管理目标，制订教育培训计划。 2. 开展院、科两级的质量与安全教育和培训，有记录。	检查医院制订的教育培训计划等相关文字材料。
	【B】符合“C”，并 定期开展形式多样的全员质量与安全教育和培训。	检查质量与安全培训记录和相关材料。
	【A】符合“B”，并 培训效果明显。经过培训，全员牢固树立质量和安全意识，管理人员能运用 PDCA 方法持续改进质量管理工作，员工能够主动参与。	现场考核院领导、职能部门负责人和临床科室主任等管理人员运用 PDCA 方法持续改进质量管理工作，抽查 4 个临床科室 8 名医护人员对医院质量管理的了解。
4.2.7　建立医疗质量控制、安全管理信息数据库，为制订质量管理持续改进的目标与评价改进的效果提供依据。		
4.2.7.1 建立医疗质量控制、安全管理信息数据库，为制订质量管理持续改进的目标与评价改进的效果提供依据。	【C】 1. 有医疗质量控制、安全管理信息数据库，为质量管理提供依据。 2. 有指定的部门负责收集和处理相关信息，信息数据集中归口管理，方便管理人员调阅使用。	1. 现场检查医疗质量控制、安全管理信息数据库建立情况。 2. 现场查看指定部门负责收集和处理相关信息，信息数据集中归口管理，方便管理人员调阅使用等情况。

评审标准	评审要点	评审方法
	【B】符合"C",并 1. 数据库除一般常规数据外,至少应包括下列有关数据:合理使用抗生素和其他药品、合理使用血液和血制品、围手术期管理与手术分级管理、各类手术与介入操作及并发症、麻醉操作、医院感染、病历质量、急危重症管理、医疗护理缺陷与纠纷、患者满意度等。 2. 职能部门能够运用数据库开展质量管理活动。	现场检查数据库包括的内容是否符合上述要求。 检查职能部门运用数据库开展质量管理活动的相关资料。
	【A】符合"B",并 数据库能满足医学统计与质量管理需要,能自动根据质量管理相关指标要求生成质量统计。	现场检查数据库包括的内容是否符合上述要求。

三、四(略)

五、住院诊疗管理与持续改进

评审标准	评审要点	评审方法
4.5.1 由具有法定资质的医师和护理人员按照制度、程序与病情评估/诊断的结果为患者提供规范的同质化服务。		

评审标准	评审要点	评审方法
4.5.1.1 由具有法定资质的医务人员为患者提供病情评估/诊断。	【C】 1. 有对患者病情评估管理制度、操作规范与程序，至少包括：患者病情评估的重点范围、评估人及资质、评估标准与内容、时限要求、记录文件格式等。 2. 实施评估的医务人员具备法定资质。 3. 有对医务人员进行患者病情评估的相关培训。	1. 查看患者病情评估管理制度、操作规范与程序等内容是否符合上述要求；要求首次病程记录和上级医师第一次查房应对患者病情进行评估。 2. 查看病历，首次病程记录和上级医师第一次查房记录的签名者是否具备法定资质。 3. 检查培训记录。
	【B】符合"C"，并 1. 患者病情评估的结果为诊疗方案提供依据和支持。 2. 主管部门对上述工作履行监管职责。	1. 检查内、外、妇、儿科各5份病历，诊疗方案是否与患者病情评估的结果相一致。 2. 查看主管部门对上述工作履行监管的记录。
	【A】符合"B"，并 持续改进评估质量，为患者提供同质化服务。	检查病历，患者病情评估质量逐步提高。
4.5.6　为出院患者提供规范的出院医嘱和康复指导意见。		
4.5.6.1 医院对患者的出院指导与随访有明确的制度与要求。	【C】 1. 有对出院指导与随访工作管理相关制度和要求。 2. 经治医师、责任护士根据病情对出院患者提供服药指导、营养指导、康复训练指导等服务，包括在生活或工作中的注意事项等。	1. 查看相关制度和要求。 2. 现场模拟出院患者，了解经治医师和责任护士出院指导情况。 3. 查看出院后随访和指导流程以及随访资料。 4. 查出院记录，出院医嘱中建议社区医师进一步治疗方案的合理性。

评审标准	评审要点	评审方法
	3. 建立与完善住院患者出院后的随访与指导流程，并落实。 4. 为患者相应的社区医师提供治疗建议方案。	
	【B】符合“C”，并 1. 对随访工作落实情况有记录，保证患者诊疗连续性。 2. 主管部门对出院指导及随访工作落实情况有总结及评价，有改进措施。	1. 查看随访工作记录。 2. 查看主管部门总结、评价意见和改进措施。
	【A】符合“B”，并 1. 对随访工作有追踪，持续改进有成效。 2. 首次随访由治疗患者的副主任医师及以上医师负责。	1. 检查相关追踪资料。 2. 随机抽查 10 名出院患者姓名，查看第一次随访者的相关资料。
4.5.6.2 对特定患者采用多种形式定期随访。	【C】 有对特定患者（根据临床/科研需要）定期随访制度，随访形式包括：书面随访、召回、家访等，并有记录。	检查特定患者（根据临床/科研需要）定期随访相关制度及其落实材料。
	【B】符合“C”，并 定期对随访有效性进行总结和评估，对问题与缺陷有改进意见。	查看定期总结材料和改进意见。
	【A】符合“B”，并 对随访工作有追踪，持续改进有成效。	检查相关追踪资料，能体现持续改进的成效。

评审标准	评审要点	评审方法
4.5.8 对提供新生儿住院诊疗的医院，应当按照《新生儿病室建设与管理指南（试行）》的要求，建立符合规范的新生儿病室。		
4.5.8.2 医护人员配备符合要求，人员梯队结构合理。	【C】 1. 医师人数与床位数之比应当为0.3∶1以上。 2. 由具有3年以上新生儿专业工作经验并具备儿科副高以上专业技术职务任职资格的医师担任负责人。 3. 护理人员人数与床位数之比应当为0.6∶1以上。 4. 由具备主管护师以上专业技术职务任职资格且有2年以上新生儿护理工作经验的护理人员担任负责人。	1. 提交医护人员名录及其职称相关证件。 2. 提交负责人和护士长专业技术职务任职资格证书。
	【B】符合“C”，并 人员梯队结构合理。	医护职称结构基本符合高、中、初比例1∶3∶5。
	【A】符合“B”，并 有人员应急调配机制，满足临床应急需求。	提交人员应急调配制度，现场模拟调配人员。

六、手术治疗管理与持续改进

评审标准	评审要点	评审方法
4.6.7 做好患者手术后治疗、观察与护理工作，并记录在相应的医疗文书中。		

评审标准	评审要点	评审方法
4.6.7.1 制定患者术后医疗、护理和其他服务计划。	【C】 1. 有术后患者管理相关制度与流程。 (1) 手术后医嘱必须由手术医师或由手术者授权委托的医师开具。 (2) 每位患者手术后的生命指标监测结果记录在病历中。 (3) 在术后适当时间,依照患者术后病情再评估结果,拟定术后康复或再手术或放化疗等方案。 (4) 对特殊治疗、抗菌药物和麻醉镇痛药品按国家有关规定执行。 2. 相关人员知晓上述制度与流程。	1. 查医院有无制度与流程。同时抽查 4 个科室 3～4 级手术住院病历各 5 份评价执行情况。 2. 抽查 4 个不同级别医师的知晓度。
	【B】符合"C",并 主管部门履行监管职责,并有分析、反馈和整改措施。	查主管部门资料。 见第四章第二节二:手术室专科护理质量考核标准。
	【A】符合"B",并 术后有医疗、护理、转送等多部门协调服务计划内容完整、统一,有连续性。	抽查 4 个科室 3～4 级手术住院病历各 5 份评价执行情况。

4.6.8　科主任、护士长与具备资质的人员组成质量与安全管理团队,能定期分析影响围术期质量与安全管理的因素,有"非计划再次手术"与"手术并发症"监测、原因分析、反馈、改进、控制体系。

七、麻醉管理与持续改进

评审标准	评审要点	评审方法
4.7.1 实行麻醉医师资格分级授权管理制度与规范，有定期能力评价与再授权的机制。		
4.7.1.4 手术麻醉人员配置合理。	【C】 1. 人员配置合理，基本满足临床需要。 2. 有明确的岗位职责，相关人员知晓本岗位的履职要求。	1. 查麻醉医师和手术室护士配置人数，统计日平均手术台次。 2. 查岗位职责，抽查麻醉医师、护士各2人的知晓度。
	【B】符合“C”，并 1. 麻醉科主任具有副高级及以上专业技术职务任职资格。 2. 护士长应当具有中级及以上专业技术职务任职资格。	1. 查主管部门资料。 2. 查主管部门资料。
	【A】符合“B”，并 1. 麻醉医师人数与手术台比例＞2∶1。 2. 手术室护理人员人数与手术台比例＞2.5∶1。 3. 每张手术台配备一名麻醉住院医师及一名主治及以上的麻醉医师。	1. 查麻醉医师人数与手术台数。 2. 查手术室护士与手术台数。 3. 现场抽查5台手术。
4.7.5 有麻醉后复苏室，管理措施到位，实施规范的全程监测，记录麻醉后患者的恢复状态，防范麻醉并发症的措施到位。		

评审标准	评审要点	评审方法
4.7.5.1 麻醉后复苏室合理配置，管理措施到位（★重点）	【C】 1. 手术台与麻醉后复苏室床位比＜3∶1。 2. 麻醉复苏室配备医护人员满足临床需要，至少有一位能独立实施麻醉的麻醉医师。 3. 复苏室每床配备吸氧设备，包括无创血压和血氧饱和度在内的监护设备，复苏室配备足够的呼吸机、抢救用药及必需设备等，满足需求。	1. 现场检查。 2. 现场检查。 3. 现场检查。
	【B】符合“C”，并 1. 对麻醉复苏室的医护人员进行定期培训与考核。 2. 对设施设备进行定期维护。	1. 查培训、考核资料。 2. 查维护记录。
	【A】符合“B”，并 配置符合规定要求，管理措施到位。	根据以上检查结果评价。

4.7.8　科主任、护士长与具备资质的人员组成的质量与安全管理团队，能用麻醉工作质量和安全管理制度、规章、岗位职责、各类麻醉技术操作规程、质量与安全指标来确保患者麻醉安全，定期评价服务质量，促进持续改进。

八、急诊科管理与持续改进

评审标准	评审要点	评审方法
4.8.1　合理配置急诊资源，人力配备经过专业培训、胜任急诊工作的医务人员，配置急救设备和药品。符合《急诊科建设与管理指南(试行)》的基本要求。		
4.8.1.2 急诊科应当配备足够数量，受过专门训练，掌握急诊医学的基本理论、基础知识和基本操作技能，具备独立工作能力的医护人员。	【C】 1. 急诊科固定的急诊医师不少于在岗医师的75%，医师梯队结构合理。 2. 急诊科主任由具备副主任医师及以上专业技术职务任职资格的医师担任。 3. 急诊科固定的急诊护理人员不少于在岗护理人员的75%，护理人员梯队结构合理。 4. 急诊科护士长由具备主管护师及以上任职资格和5年以上急诊临床护理工作经验的护理人员担任。 5. 急诊监护室由专职医师与护理人员负责，单独排班、值班。 6. 急诊病房由专职医师与护理人员负责，单独排班、值班。 7. 主管的职能部门人员熟悉急诊科人员配备要求。	1. 提供医师名册和职称结构、专业结构一览表。 2. 提供急诊科主任专业技术职务任职资格证书。 3. 提交急诊科护理人员名册。 4. 提供急诊科护士长专业技术职务任职资格。 5. 提供急诊监护室专职医师与护理人员排班表。 6. 提交急诊病房专职医师与护理人员单独排班表。 7. 现场询问主管职能部门人员有关急诊科人员配备要求。 见第四章第二节四：急救门诊专科护理质量考核标准

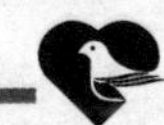

评审标准	评审要点	评审方法
	【B】符合“C”，并 1. 急诊医师以主治以上职称为主体（在岗不少于70%）。 2. 急诊护理人员以护师以上职称为主体（在岗不少于70%）。 3. 急诊手术室由专职护理人员或由病房手术室统一管理。	提交急诊科医护人员任职资格证书。
	【A】符合“B”，并 医院对急诊人力资源配置有规划、有落实措施，急诊人力资源配置满足实际工作需要。	1. 提交医院对急诊人力资源的配置规划及其落实措施。 2. 现场考察急诊人力资源配置是否满足实际工作需要。
4.8.1.3 急诊医务人员经过专业培训，能够胜任急诊工作，考核达到“急诊医师、护理人员技术和技能要求”。	【C】 1. 急诊医护人员全部经过急诊专业培训，能够胜任急诊工作，考核达到“急诊医师、护理人员技术和技能要求”，有考核记录。 2. 急诊监护室固定医师与护理人员均经ICU专业培训，技能考核合格。 3. 有年度的培训计划并组织落实。	1. 提交医护人员近2年的专业培训证件和主管部门对技术能力的考核记录。 2. 提交EICU医护人员近2年的专业培训证件和主管部门对技术能力的考核记录。 3. 医院和科室有培训计划并落实。

评审标准	评审要点	评审方法
	【B】符合“C”，并 1. 急诊科、重症监护室医护人员的技能评价与再培训间隔时间原则上不超过2年，有记录。 2. 对轮转的医师和护理人员有上岗前质量与安全工作培训与教育的记录。 3. 无毕业三年以下医护人员独立执业。	1. 提交相应技能评价与再培训记录。 2. 提交轮转医师和轮转护理人员上岗前质量与安全工作培训与教育的记录。 3. 提交执业资格证书。
	【A】符合“B”，并 主管部门对急诊科及监护室医护人员培训有规划、有措施、有监管，不断提高急诊人员诊疗水平。	1. 提交培训规划、培训措施等相关文字材料。 2. 现场考核急诊科医师的急救基本技能。
4.8.3 加强急诊检诊、分诊，及时救治急危重症患者，有效分流非急危重症患者。		
4.8.3.1 加强急诊检诊、分诊，及时救治急危重症患者，有效分流非急危重症患者。	【C】 有急诊检诊、分诊制度并落实。	提交急诊检诊、分诊制度并现场考察。
	【B】符合“C”，并 1. 检诊、分诊人员经过培训，熟悉急诊检诊、分诊业务。 2. 检诊、分诊准确率不断提高，急危重症患者得到及时抢救。 3. 非急危重症患者得到妥善处置，有去向登记。	提供相应培训证书并现场询问相关分诊知识。检查非急危重症患者去向登记本。

评审标准	评审要点	评审方法
	【A】符合“B”，并 主管部门对检诊、分诊工作有监管评价，对存在问题有持续改进措施并得到落实。	检查主管部门对检诊、分诊工作监管评价记录以及对存在问题是否有持续改进措施并得到落实。
4.8.3.2 有急诊留观患者管理制度与流程，控制留观时间原则上不超过 72 小时。	【C】 1. 有急诊留观患者的管理制度与流程。 2. 有对急诊留观时间原则上不超过 72 小时的要求。	1. 提交相关管理制度与流程。 2. 检查急诊留观登记本或留观记录。
	【B】符合“C”，并 对急诊留观时间超过 72 小时的患者有管理协调机制，及时妥善处置。	检查相关管理制度和处置措施。
	【A】符合“B”，并 主管职能部门对急诊留观制度有监管评价，对存在问题有持续改进措施并得到落实，无超过 72 小时留观病人。	1. 检查主管部门对急诊留观工作监管评价记录以及是否对存在问题有持续改进措施并得到落实。 2. 检查急诊留观登记本或留观记录是否均符合要求。

4.8.4　实施急诊分区救治，建立住院和手术的“绿色通道”，建立创伤、急性心肌梗死、脑卒中、急性呼吸衰竭等重点病种的急诊服务流程与规范，须紧急抢救的危重患者可先抢救后付费，保障患者获得连贯医疗服务。

4.8.5　开展急救技术操作规程的全员培训，实行合格上岗制度。

评审标准	评审要点	评审方法
4.8.5.1 仪器设备及药品配置符合《急诊科建设与管理指南(试行)》的基本标准。	【C】 1. 仪器设备及药品配置符合《急诊科建设与管理指南(试行)》的基本标准。 2. 保障急救用的仪器设备及药品满足急救需要。	现场考察急诊科仪器设备及药品配置是否符合《急诊科建设与管理指南(试行)》的基本标准和能否满足急救需要。
	【B】符合“C”,并 1. 急救设备有专人保养维护。 2. 急救药品有专人管理。 3. 主管部门履行监管责任,对存在问题与缺陷有改进措施。	1. 提供专人保养维护设备和急救药品的名单。 2. 提供相应监管文字材料。
	【A】符合“B”,并 急救设备完好率100%,处于应急备用状态,有应急调配机制。	现场考察设备完好率并模拟设备的应急调配。
4.8.5.2 医护人员能够熟练、正确使用各种抢救设备,掌握各种抢救技能,包括高级心肺复苏技能。	【C】 1. 有各种抢救设备,操作常规随设备存放,方便查询。 2. 经培训后,医护人员能够熟练、正确使用急诊科内的各种抢救设备。 3. 医护人员具备高级心肺复苏基础理论、基本知识和操作技能。	1. 现场检查各种抢救设备操作常规。 2. 现场考核医护人员设备使用情况。 3. 现场考核医护人员心肺复苏基础理论、基本知识和操作技能。 4. 现场考核急诊医师具备上述急救技术,独立抢救常见急危重症患者的能力。 5. 现场考核急诊护理人员急救护理技能和配合医师完成上述操作的能力。

评审标准	评审要点	评审方法
	4. 急诊医师具备独立抢救常见急危重症患者的能力，熟练掌握高级心肺复苏、气管插管、深静脉穿刺、动脉穿刺、电复律、呼吸机使用、血液净化和创伤急救等技能。 5. 急诊护理人员除具备常用的护理技能外，还应具有配合医师完成上述操作的能力。	
	【B】符合“C”，并： 1. 有急诊医护人员技能培训与考核，技能评价与再培训相关制度并组织实施，对于培训不合格人员实行离岗培训。 2. 主管部门履行监管责任，对存在问题与缺陷有改进措施。	1. 检查培训与考核、技能评价与再培训制度及其相应记录。 2. 提供主管部门履行监管责任，对存在问题与缺陷有改进措施等相关材料。
	【A】符合“B”，并 急诊人员的技能水平不断提高，急诊人员设备操作与技能考核100％合格。	现场考核情况符合上述要求。

九、重症医学科管理与持续改进

评审标准	评审要点	评审方法
4.9.1.1.2 重症医学床位设置与人力资源配置符合《重症医学科建设与管理指南(试行)》的基本要求。(★重点)	【C】 1. 重症医学床位占医院总床位的2%～5%。 2. 医师人数与床位数之比应大于0.8∶1,护理人员人数与床位数之比达到(2.5～3)∶1。 3. 保持适宜的床位使用率,每天至少应保留1张空床以备应急使用。 4. 医护人员经过专业培训,掌握重症医学的基本技能要求,具备独立工作能力。	1. 现场检查、统计。 2. 现场检查、统计。 3. 现场检查。 4. 查培训资料,抽医护人员各2名实地考核基本技能。
	【B】符合"C",并 1. 重症医学床位占医院总床位的百分比大于5%且小于8%。 2. 床位使用率控制在85%。 3. 科主任具有副高级专业技术职务任职资格。 4. 护士长具有中级以上专业技术职务任职资格。	查现场和相关资料。
	【A】符合"B",并 1. 重症医学床位占医院总床位的比例达到8%。 2. 床位使用率控制在75%。 3. 科主任具有主任医师资格。	查重症医学科相关资料。

评审标准	评审要点	评审方法
4.9.2　有重症医学科工作制度、岗位职责和技术规范、操作规程。重症监护患者入住、出科符合指征，实行“危重程度评分”，定期评价收住患者的适宜性及临床诊疗质量，并能以此评价改进措施的有效性。		
4.9.2.1 有重症医学科工作制度、岗位职责和技术规范、操作规程。重症监护患者入住、出科符合指征，实行“危重程度评分”。（★重点）	【C】 1. 有重症医学科各项规章制度、岗位职责和相关技术规范、操作规程。 2. 有重症医学科收住患者的范围、转入和转出标准及转出流程。 3. 对入住重症医学科的患者实行疾病严重程度评估。 4. 有抗菌药物使用与管理的相关规定。 5. 有储备药品、一次性医用耗材管理和使用的规范与流程。 6. 有对上述制度、职责、规范及标准、流程的培训。工作人员知晓相关岗位职责和履职要求。	1. 查制度、岗位职责、技术规范、操作规程。 2. 查收治范围、转入和转出标准及转出流程。同时抽5份病历核查。 3. 查评估标准，同时抽5份病历核查。 4. 查相关规定，同时抽5份病历核查。 5. 查规范与流程，现场查药品、一次性医用耗材。 6. 查培训资料，抽医、护人员各2人查其知晓度。
	【B】符合“C”，并 1. 科室内有定期质量评价。 2. 主管部门履行监管职责。	1. 查科室质控资料。 2. 查主管部门资料。
	【A】符合“B”，并 1. 转入、转出患者与标准的符合率≥90%。 2. 抗菌药物合理使用率≥90%。 3. 疾病严重程度评估率达到100%。	根据以上检查结果评价。

<table>
<tr><th>评审标准</th><th>评审要点</th><th>评审方法</th></tr>
<tr><td colspan="3">4.9.3　有分级查房制度与执行程序，医院对医师与护理人员实行资格、技术能力准入管理，达到“重症医学科医护人员基本技能要求”；严格执行核心制度，对重症疑难患者实施多学科联合查房制度；患者诊疗活动由主治医师及以上人员主持与负责。</td></tr>
<tr><td rowspan="3">4.9.3.1
医护人员实行资格、技术能力准入及授权管理。</td><td>【C】
1. 有医护人员资格、技术能力准入及授权管理的相关制度与程序。
2. 对医护人员进行重症医学专业理论和技能培训，考核合格后方可独立上岗。
3. 护理员、保洁员经过相关知识培训考核后上岗。</td><td>1. 查相关制度与程序。
2. 查相关资料，核对排班表。
3. 查相关资料。</td></tr>
<tr><td>【B】符合“C”，并
对高风险技术操作实行授权、定期评估和再授权管理。</td><td>查主管部门资料。</td></tr>
<tr><td>【A】符合“B”，并
有定期考核与再培训、再授权管理，保证医护人员技术能力呈持续提高状态。</td><td>查主管部门资料。</td></tr>
<tr><td colspan="3">4.9.5　科主任、护士长与具备资质的质量控制人员组成质量与安全管理团队，能用质量与安全管理核心制度、岗位职责、诊疗规范与质量安全指标保障患者的安全，评价质量，促进持续改进。</td></tr>
</table>

<table>
<tr><th>评审标准</th><th>评审要点</th><th>评审方法</th></tr>
<tr><td rowspan="3">4.9.5.2 重症医学科有质量与安全管理相关预案、制度与质量与安全指标，医院与科室能定期评价，提出持续改进的具体措施。</td><td>【C】
1. 有防范意外伤害事件的措施与处置突发事件应急预案。
2. 落实医疗安全(不良)事件无责上报的制度。
3. 有明确的质量与安全指标，包括：抗菌药物临床应用相关指标、非预期的24/48小时重返重症医学科率、呼吸机相关性肺炎(VAP)的发生率、中心静脉导管相关性血行性感染率、导尿管相关的泌尿系感染率、重症患者预期死亡率与实际死亡率、重症患者压疮发生率、各类导管管路滑脱与再插率、人工气道脱出例数等。</td><td>1. 查科室相关资料。
2. 查科室相关资料。
3. 查科室质控资料。
见第四章第二节五：ICU护理质量考核标准和六：ICU预防VAP质量目标性监测表。</td></tr>
<tr><td>【B】符合“C”，并
1. 有落实相关指标的具体措施，并根据相关指标的分析改进质量与安全管理。
2. 主管部门履行监管职责，定期进行评价、分析和反馈。</td><td>1. 查科室质控资料。
2. 查主管部门资料。</td></tr>
<tr><td>【A】符合“B”，并
持续改进有成效。</td><td>根据以上检查结果评价。</td></tr>
</table>

十、感染性疾病管理与持续改进

<table>
<tr><th>评审标准</th><th>评审要点</th><th>评审方法</th></tr>
<tr><td colspan="3">4.10.2 感染性疾病科或传染病分诊点设置符合卫生行政部门规定，按照传染病防治有关规定和诊疗规范接诊和治疗传染病患者，不得推诿或者拒绝接诊传染病感染者或传染病患者。成立重点传染病防治和突发公共卫生事件救治专家组。</td></tr>
<tr><td rowspan="3">4.10.2.2 对感染性疾病科工作人员进行岗前培训。</td><td>【C】
1. 有感染性疾病科工作人员岗前培训计划，培训内容至少包括：
(1) 有关传染病防治的法律、法规、部门规章、工作制度。
(2) 感染性疾病的流行病学、预防、诊断、治疗、职业暴露处理和防护等内容。
2. 落实培训计划，考核合格后方可上岗，对不合格人员实行离岗再培训。</td><td>提供上述内容的培训计划和培训记录、考核记录和再培训记录。</td></tr>
<tr><td>【B】符合“C”，并
工作人员严格按照传染病防治有关规定和诊疗规范接诊和治疗传染病患者。</td><td>检查门诊和住院患者病历，了解诊疗过程是否规范。</td></tr>
<tr><td>【A】符合“B”，并
根据新颁布或修订的规章规范定期对工作人员进行再培训。</td><td>检查培训材料中有无近年来制定的新政策、新规定和新知识。</td></tr>
</table>

十一、中医管理与持续改进

评审标准	评审要点	评审方法
4.11.1 中医诊疗科室设置应当符合卫生部《综合医院中医临床科室基本标准》等法规的要求。		
4.11.1.1 中医科设置符合卫生部《综合医院中医临床科室基本标准》等法规基本要求。	【C】 1. 中医科为医院的一级临床科室。 2. 设立中医门诊。 3. 中医师具备中医类别任职资格。 4. 护士接受过中医药知识技能岗位培训。	1. 提供医疗信息年度报表。 2. 现场察看中医门诊。 3. 提供中医科医生执业资格证书。 4. 提供中医科护士接受中医药知识技能岗位培训材料。
	【B】符合"C",并 1. 门诊开设中医专业不少于3个。 2. 科主任具有中医类别副主任医师任职资格,从事中医临床专业10年以上。 3. 护士长具有主管护师任职资格,从事中医临床护理5年以上,能够指导护理人员开展辨证施护和运用中医护理技术。	1. 现场考察中医门诊的专业设置。 2. 提交科主任和护士长任职资格证书。
	【A】符合"B",并 中医科设置独立病区,床位不低于医院标准床位数的5%。	提供医疗信息年度报表并现场考核。

评审标准	评审要点	评审方法
4.11.2.3 开展辨证施护，提供具有中医特色的优质护理服务。	【C】 1. 有中医护理常规、操作规程，体现辨证施护和中医特色。 2. 相关人员知晓本岗位的履职要求。	提交体现辨证施护和中医特色的中医护理常规、操作规程，并现场考核相关人员是否知晓本岗位的履职要求。
	【B】符合“C”，并 为患者提供具有中医特色的康复和健康指导等服务。	提供相应的记录材料。
	【A】符合“B”，并 开展具有中医特色的优质护理服务。	中医护理常规、操作规程能否落实到实处。

十二、十三、十四（略）

十五、药事和药物使用管理与持续改进

评审标准	评审要点	评审方法
4.15.3.3 护士抄(转)录用药医嘱及执行给药医嘱应遵守操作规程,必须经过核对,确保准确无误。	【C】 1. 经过资格认定及相关培训的护理人员方可执行给药医嘱。 2. 用药医嘱抄(转)录须经核对，确保准确无误，并有转抄者签名。 3. 有防范给药差错的措施，护士根据处方或医嘱给药时须对药品名称、用法用量、给药途径、药品效期、外观质量等进行核对与检查，并签字确认。	【C】 1. 抽查相关护理人员资质是否符合规定。 2. 查看相关制度，现场考查2名护理人员是否按规定执行。 3. 查看相关制度，现场考查2名护理人员是否按规定执行。 4. 查看相关资料，随机考查2名护士的知晓情况。 5. 查看相关规定、执行情况、记录与资料。

评审标准	评审要点	评审方法
	4. 护士在给药前后应当观察患者用药过程中的反应，发生异常应与医师沟通。 5. 有特殊情况使用患者自带药品的相关规定。凡住院患者治疗需要的药品均由药学部门供应，一般不得使用患者自带药品。确需使用应符合规定。	
	【B】符合"C"，并 1. 给药前要尊重患者对药物使用的知情权。 2. 护士按照给药时间分次为患者发放口服药，并说明用法。	【B】符合"C"，并 1. 查看相关制度与记录。 2. 现场询问2名患者，考核护士是否按规定执行。
	【A】符合"B"，并 有给药差错分析、整改和持续改进。	【A】符合"B"，并 查看相关记录与资料。
4.15.3.4 已开具处方，并遵医嘱使用的药品应记入病历。	【C】 1. 患者就诊前和正在使用的所有处方及医嘱用药应在病历中记录。 2. 护理人员对患者的每次给药均应记录。 3. 所有的用药信息在出院或转院时归入其病历留存。	【C】 1. 现场抽查2名住院患者病历，考查其使用的药物记录是否符合规定。 2. 查看上述抽查的2名住院患者病历，考查护理人员对其给药记录是否符合规定。 3. 抽查1～2名出院患者病历，考查其用药信息是否符合规定。

评审标准	评审要点	评审方法
	【B】符合“C”,并 病程记录中有明确的用药依据及分析。	【B】符合“C”,并 查看上述抽查的 2 名住院患者病历,考查其是否有明确的用药依据及分析记录。
	【A】符合“B”,并 临床药师为“实施临床路径与单病种质控病例、重点肿瘤住院患者”建立药历。	【A】符合“B”,并 查看相关临床药师药历是否符合规定。

十六、十七、十八(略)

十九、输血管理与持续改进

评审标准	评审要点	评审方法
4.19.1.1 依据输血管理的法律、法规和临床输血技术规范制定输血管理文件。	【C】 1. 依据《中华人民共和国献血法》、《医疗机构临床用血管理办法(试行)》和《临床输血技术规范》等有关法律和规范,制定相关管理制度。 2. 有输血相关的法律、法规、规范、制度的培训记录。	1. 查相关管理制度。 2. 查培训记录。
	【B】符合“C”,并 1. 科室按照输血工作的相关管理要求,开展质量管理工作,对存在问题有改进措施并得到落实。 2. 职能部门进行督导检查,对存在问题进行追踪与改进成效评价,有记录。	1. 有质量管理流程,科室自查记录。 2. 查职能部门督查记录。

评审标准	评审要点	评审方法
	【A】符合“B”,并 输血科和临床医护人员对输血相关制度知晓率100%,并严格按照相关制度操作。	现场抽查2～3名工作人员对输血相关制度知晓情况。
4.19.1.3 医院有临床输血反应处理规范和应急用血预案、采集血标本等制度与流程,并遵循。	【C】 1. 有临床输血相关具体制度与规范: (1) 有输血不良反应处理规范。 (2) 有应急用血预案。 (3) 有用血申请流程,用血流程和输血管理流程。 (4) 有采集血标本的流程。 2. 有相关制度、流程的培训与教育,并有记录。	1. 查输血相关具体制度和规范,包括:输血不良反应处理规范、应急用血预案、用血申请、使用和管理流程。 2. 查相关人员培训记录。
	【B】符合“C”,并 输血科和各临床科室(如各手术科室、急诊科、血液科等主要用血部门)按照制度和流程要求,共同落实输血管理相关制度。	现场检查(抽查病历)制度和流程落实情况,包括申请单、交叉配血、输血前检查、输血记录等。
	【A】符合“B”,并 职能部门督导检查,对存在问题进行追踪,持续改进有成效。	查职能部门督查记录。
4.19.4.3 有临床输血过程的质量管理监控及效果评价的制度与流程。(★重点)	【C】 1. 医院有输血前和输血期间的血液管理制度。 (1) 医院要有明文规定流程确保患者在确认过程中、输血前、输血中和输血后的监测中的安全。	1. 查血液管理制度,制度应包括评审要点中的9条。查针对制度要求的相应记录。

评审标准	评审要点	评审方法
	(2) 输血前须准确核实受血者和所用血液,而且必须于输血前在患者的床旁进行,必须有记录。由两名工作人员来核对。 (3) 明确规定从发血到输血结束的最长时限。 (4) 制定使用输血器和辅助设备(如血液复温和细胞过滤器)的操作规范与流程。 (5) 若使用血液复温系统在温度超出允许范围时,要用报警来提醒使用者。 (6) 明确规定只有法规明确可以加到血液中的药物或已有证据表明加到血液中是安全的、不会对血液成分造成不良影响的某种药物才可以加到血液中,否则,一般只有 0.9% 的氯化钠可以加到血液或血液成分中。 (7) 为患者输血的护理人员须经输血过程的全方位培训。 (8) 输血前、输血中和输血后要全程监测患者,以及时发现输血不良反应的征兆,记录在病历中。 (9) 输血操作者的姓名、输血时间、输用的血液成分类型和数量、监测患者的证据,以及任何输血不良反应都要记录在病历中。	

评审标准	评审要点	评审方法
	【B】符合“C”，并 科室能按照制度和流程要求检查落实情况，对存在问题及时整改。	查科室自查和整改记录。
	【A】符合“B”，并 职能部门按照制度和流程落实监督检查，对存在的问题与缺陷追踪评价，有改进成效。	查职能部门督查记录。
4.19.4.5 有输血不良反应及其处理预案，记录及时、规范。（★重点）	【C】 1. 有输血不良反应及其处理预案，记录及时、规范。 (1) 监测输血的医务人员经培训，能识别潜在的输血不良反应症状。 (2) 有确定识别输血不良反应的标准和应急措施。 (3) 发生疑似输血反应时医务人员有章可循，并应立即向输血科和患者的主管医师报告。 (4) 一旦出现可能为速发型输血反应症状时(不包括风疹和循环超负荷)，立即停止输血，并调查其原因。要有调查时临床及时处理患者的规范。 (5) 输血科应根据既定流程调查发生不良反应的原因，确定是否发生了溶血性输血反应。立即查证：	1. 查输血不良反应识别标准、处理预案、流程。内容必须包括评审要点中的10条。查输血不良反应记录。 2. 查输血不良反应调查处理记录。 3. 查培训记录。 4. 现场抽查1～2名工作人员。

评审标准	评审要点	评审方法
	1）患者和血袋标签确认输给患者的血是与患者进行过交叉配血的血。 2）查看床旁和实验室所有记录，是否可能将患者或血源弄错。 3）肉眼观察受血者发生输血反应后的血清或血浆是否溶血。如果可能，该标本应和受血者输血前的标本进行比较。 4）用受血者发生输血反应后的标本做直接抗人球蛋白试验。 （6）实验室应制定加做其他相关试验的要求，以及做相关试验的标准。 （7）输血科主任负责解释上述试验结果并永久记录到受血者的临床病历中。 （8）当输血反应调查结果显示存在血液成分管理不当等系统问题时，输血科主任应积极参与解决。 （9）输血后献血员和受血者标本应依法至少保存 7 天，以便出现输血反应时重新进行测试。 （10）职能部门会同输血科对输血不良反应评价结果的反馈率为 100%。 2. 输血科应根据既定流程调查发生的不良反应，有记录。 3. 由输血科主任对相关人员进行确定识别输血不良反应的标准和应急措施的再培训与教育。 4. 相关人员知晓本岗位的履职要求。	

评审标准	评审要点	评审方法
	【B】符合"C",并 科室能按照制度和流程要求检查落实情况,对存在问题及时整改。有职能部门对相关人员进行培训与教育后考核的记录。	查科室自查和整改记录。
	【A】符合"B",并 职能部门按照制度和流程落实监督检查,对存在的问题与缺陷追踪评价,有改进成效。	查职能部门督查记录。

二十、二十一(略)

二十二、血液净化管理与持续改进

评审标准	评审要点	评审方法
4.22.1.2 医、护、技岗位设置满足医院功能与任务要求。	【C】 1. 至少有2名执业医师,其中至少有1名具有肾脏病学中级以上专业技术职务任职资格。20台血液透析机以上,每增加10台血液透析机至少增加1名执业医师;血液透析室负责人应当由具备副高以上专业技术职务任职资格的执业医师担任。 2. 每台血液透析机至少配备0.4名护士;血液透析室护士长或护理组长应由具备一定透析护理工作经验的中级以上专业技术职务任职资格的注册护士担任。	1. 查现场和相关资料。 2. 查现场和相关资料。 3. 查现场和相关资料。 4. 查科室相关资料。

评审标准	评审要点	评审方法
	3. 至少有1名技师，该技师应当具备机械和电子学知识以及一定的医疗知识，熟悉血液透析机和水处理设备的性能结构、工作原理和维修技术。 4. 上述岗位有明确职责。 5. 医师、护士和技师应具有3个月以上三级医院血液透析工作经历或培训经历。	
	【B】符合“C”，并 1. 有保障岗位配置和人员培训的管理措施。 2. 有主管部门履行监督管理职责，对问题和缺陷有改进措施。	1. 查现场和相关资料。 2. 查主管部门资料。
	【A】符合“B”，并 对医、护、技人员的履职能力进行定期评价，各岗位配置符合规范。	查主管部门和科室资料。

第五节　护理管理与质量持续改进

一、确立护理管理组织体系

评审标准	评审要点	评审方法
5.1.1　院领导履行对护理工作的领导责任，对护理工作实施目标管理，协调与落实全院各部门对护理工作的支持，具体措施落实到位。		

评审标准	评审要点	评审方法
5.1.1.1 有在院长（或副院长）领导下的护理组织管理体系，对护理工作实施目标管理。	【C】 1. 有在院长（或副院长）领导下的护理组织管理体系，定期专题研究护理管理工作，实施目标管理。 2. 按照卫生部和《安徽省医院护理岗位设置名录（试行）》标准配置各层次护理管理岗位和人员，岗位职责明确。 3. 根据《安徽省护士定期考核办法》实施护士考核，建立护士执业记录。	1. 查阅 2010 年以来的医院文件、办公会记录、院长查房记录等。 2. 查医院管理岗位护士职称、学历、分布和考核记录。 3. 查护士定期考核档案。
	【B】符合"C"，并 落实岗位职责和管理目标，对各层次护理管理者有考核。	查评审期内护士长考核记录。科护士长、护理部考核应与绩效挂钩。
	【A】符合"B"，并 护理管理体系有效运行。	查护理部对护士奖、惩、调、配的记录。
5.1.1.2 医院有护理工作中长期规划、年度计划和年度总结。	【C】 1. 有护理工作中长期规划、年度计划，与医院总体规划和护理发展方向一致。 2. 相关人员知晓规划、计划的主要内容。	1. 查阅医院护理"十二五"规划和年度计划内容和方向与护理事业发展方向的一致程度。 2. 抽查 1 位护理部工作人员（或主管院长）掌握规划计划的情况。相关内容应传达到全体护士。
	【B】符合"C"，并 有措施保障落实护理工作中长期规划，有效执行年度计划并有总结。	查医院对护理的经费支持，年度计划完成 90%。

评审标准	评审要点	评审方法
	【A】符合“B”,并 有对规划和计划落实情况的追踪分析,持续改进护理工作。	查规划、计划是否100%落实,工作质量、护士成效是否有显著变化。
5.1.2　执行三级(医院一科室一病区)护理管理组织体系,逐步建立护理垂直管理体系,按照《护士条例》的规定,实施护理管理工作。		
5.1.2.1 执行三级(医院一科室一病区)护理管理组织体系。	【C】 有建立护理垂直管理体系的工作方案,逐步实行三级(医院一科室一病区)护理管理。	查医院护理管理垂直体系建立文件。
	【B】符合“C”,并 三级(医院一科室一病区)护理管理组织体系完善,有效运行。	查三级体系的职能与运行情况。
	【A】符合“B”,并 与相关科室及职能部门有联席会议或其他协调机制。	查联席会议记录。
5.1.2.2 按照《护士条例》的规定,实施护理管理工作。	【C】 1. 按照《护士条例》的规定,制定相关制度,实施护理管理工作。 2. 依法执行护理人员准入管理。	1. 根据护士条例查护士的权益保障情况。 2. 抽查2%护士资格证,无资格证护士查在岗情况。
	【B】符合“C”,并 主管部门对《护士条例》执行及制度落实情况的监督检查。	护理部对护士条例培训、护士权益保护、岗位责任制的落实方面等相关资料。
	【A】符合“B”,并 对落实情况进行追踪与成效评价,有持续改进。	护士待遇逐渐提高。

评审标准	评审要点	评审方法
5.1.3 实施护理人员分级管理，落实责任制，明确临床护理内涵及工作规范，对患者提供全面、全程的责任制护理措施。		
5.1.3.1 实施护理人员分级管理，落实岗位责任制，明确临床护理内涵及工作规范。	【C】 1. 实施护理人员分级管理，制定与落实护理岗位职责。 2. 护理人员知晓本部门、本岗位的职责要求。 3. 有统一管理的护理人员分级管理档案。	1. 查医院根据《安徽省医院护理岗位设置名录(试行)》标准设置各护理岗位情况；查阅护士分级管理制度、岗位职责文件。 2. 查1位科护士长、2位护士长、4位护士对岗位的认知。 3. 查医院护士定期考核档案。
	【B】符合“C”，并 1. 护理工作规范并有效执行。 2. 科室能定期自查、分析、整改。 3. 主管部门履行监管职责，有定期监管检查的结果反馈和整改意见。	1. 查4位护士执行规范情况。 2. 查科室执行规范检查的记录。 3. 护理部督查记录及分析整改情况。
	【A】符合“B”，并 分级管理落实有效，护理工作持续改进有成效。	查2个科室护士分级与病人管理有效结合情况，通过分级管理护理质量、人员素质有提高的资料。
5.1.4 实行护理目标管理责任制、岗位职责明确，落实护理常规、操作规程等，有相应的监督与协调机制。		
5.1.4.1 实行护理目标管理责任制、岗位职责明确。	【C】 1. 有全院护理管理目标及各项护理标准并实施。 2. 相关人员知晓上述内容并履行职责。	1. 查评审期内目标及标准制定、传达情况、执行情况。 2. 抽查1位管理人员，了解其对内容的知晓。

评审标准	评审要点	评审方法
	【B】符合“C”,并 1. 科护士长负责落实本科室护理管理目标并按标准实施护理管理。 2. 主管部门对科室护理管理目标、护理质量执行有定期的检查、评价、分析、反馈,有整改措施。	1. 查科护士长和护理部对目标落实的检查记录。 2. 查护理部目标检查落实情况,体现 PDCA 理念。
	【A】符合“B”,并 对护理管理目标及各项护理标准落实情况有追踪和成效评价,有持续改进。	提供季度、年度对设立管理目标、护理检测指标有评价有改进的案例。
5.1.4.2 落实护理常规、操作规程等,有相应的监督与协调机制。	【C】 1. 有护理常规和操作规范并及时修订。 2. 对护理核心制度(分级护理、查对、交接班、安全输血等制度)和岗位职责有培训、考核。 3. 相关护理人员掌握上述内容并执行。	1. 抽查护理部近 5 年规章制度和规范、标准的制订、修订情况,体现责任制整体护理和《指南》要求。 2. 对分级护理、查对、交接班、安全输血等制度有培训、考核记录。 3. 查 4 位护士的执行或知晓情况。
	【B】符合“C”,并 1. 护理单元对护理常规、操作规程、护理核心制度落实情况有自查、分析、反馈及整改。 2. 主管部门履行监管职责,有定期检查、分析、反馈,有改进措施。	1. 查科室对护理常规、操作规程、护理核心制度落实情况记录。 2. 查护理部督查记录,体现 PDCA 理念。见第四章第一节一至三:护理核心制度执行核查表(输血安全核查、交接核查、急救药械安全核查)。

评审标准	评审要点	评审方法
	【A】符合“B”，并 护理常规、操作规程、护理核心制度落实好，持续改进有成效。	提供改进的总结数据，有成效。
5.1.4.3 护理单元有专科护理常规，具有专业性、适用性。	【C】 1. 各护理单元有能体现专业性和适用性的专科护理常规。 2. 护理人员掌握本专业的专科护理常规并执行。	1. 查科室专科护理常规内容。 2. 查 4 位护士对常规的掌握情况。
	【B】符合“C”，并 在实施专科护理常规过程中，定期补充、修改与完善。	查常规补充、修改与完善情况。
	【A】符合“B”，并 1. 专科护理落实好。 2. 对开展的新项目、新技术有相应的专科护理常规补充和完善。	1. 根据常规查 2 位护士落实情况，符合要求。 2. 根据科室新开展的技术、项目有常规的完善记录。
5.1.4.4 能提供体现适时修订并有修订标识的护理制度，修订部分均遵守相关法律、法规和规章。	【C】 1. 有修订制度、职责、常规等相关文件的规定与程序。 2. 修订后的文件，有试行—修改—批准—培训—执行的程序，并有修订标识。	1. 查规定与程序。 2. 查近 5 年资料修订情况及培训执行情况。
	【B】符合“C”，并 1. 相关护理管理人员知晓修订规定与程序。 2. 护理人员知晓修订后的相关制度。	1. 查护理部一位管理人员对修订规定与程序的知晓情况。 2. 查临床 2 位护士对新制度的掌握情况。

评审标准	评审要点	评审方法
	【A】符合"B",并 对修订后制度的执行情况有追踪与评价,持续改进有成效。	对修订后制度的执行情况有追踪与评价,有资料显示成效。
5.1.4.5 定期开展护理管理制度的培训,有培训记录。	【C】 1. 有护理管理制度培训计划并落实。 2. 护理人员掌握相关护理管理制度。	1. 查近1年护理管理制度培训计划及落实原始资料。 2. 抽查2位护士长对制度的掌握。
	【达到"B"级】符合"C",并 主管部门对培训落实情况有检查和督促。	查护理部资料。
	【A】符合"B",并 对培训后的效果情况,有追踪与评价,有持续改进。	查效果改进资料。

二、护理人力资源管理

评审标准	评审要点	评审方法
5.2.1　有护理人员管理规定、岗位职责、岗位技术能力要求和工作标准,同工同酬。		
5.2.1.1 有护理人员管理规定,对各项护理工作有统一、明确的岗位职责和工作标准,有考评和监督。	【C】 1. 有适合医院实际情况的护理人员管理规定、岗位职责和工作标准。 2. 相关人员知晓本部门、本岗位的人员资质与履职要求。	1. 查医院护理人员管理规定、岗位职责和工作标准及与医院适合情况。 2. 查护理部、科护士长、护士长、护士各1人对岗位的认知情况。

评审标准	评审要点	评审方法
	【B】符合"C",并 1. 各护理岗位人员符合相关岗位职责和工作标准的要求。 2. 主管部门定期对护理人员的工作进行绩效考核,包括工作数量、工作质量等内容。	1. 查制定相关文件。 2. 查护理部、科护士长的考核记录。
	【A】符合"B",并 对护理人员管理工作有追踪和评价,持续改进有成效。	对考核记录有追踪评价,体现成效。
5.2.1.2 对各级护理人员资质进行严格审核。	【C】 1. 有各级护理人员资质审核规定与程序,并执行。 2. 相关人员知晓资质审核规定与履职要求。	1. 查新护士、各层级护士、专科护士、卫生厅要求的特殊岗位护士资质管理制度(所需教育、层次、技能、知识和其他要求)及履行情况。 2. 随机抽查各岗位护士的知晓及执行情况。
	【B】符合"C",并 1. 相关人员符合相关执业资质的要求。 2. 主管部门监管并执行。	1. 抽查护士资质适合管理要求。 2. 查护理部监管记录。
	【A】符合"B",并 对护理人员资质审核管理中存在的问题与缺陷,有追踪和评价,持续改进有成效。	追踪1%护士每三年再评价情况取得的成效。

评审标准	评审要点	评审方法
5.2.1.3 有聘用护理人员资质、岗位技术能力及要求、薪酬的相关制度规定和具体执行方案，并有执行记录。	【C】 1. 有聘用护理人员的资质、岗位技术能力及要求。 2. 有薪酬的相关制度、规定和具体执行方案。 3. 聘用护理人员知晓本岗位资质与履职要求。	1. 查聘用人员资质、岗位技术能力及要求。 2. 查聘用人员薪酬的相关制度、规定及医院执行情况。 3. 抽查5位聘用人员知晓情况。
	【B】符合“C”，并 1. 有相关职能部门（人事部、护理部）及用人科室共同管理的用人机制。 2. 聘用护理人员符合相关聘用的要求。	查人事处聘用人员是否均有与医院统一聘用的聘约，医院有管理制度，抽查2位聘用人员的聘约文书。
	【A】符合“B”，并 聘用护理人员对薪酬制度满意程度较高。	抽查20名聘用护士，采用座谈会或书面调查的形式调查聘用护士的满意程度。
5.2.1.4 有全院护理人员的人员名册、薪酬、享有福利待遇、参加社会保险等信息，落实同工同酬。	【C】 1. 有保障护理人员实行同工同酬，并享有相同的福利待遇和社会保险（医疗、养老、失业保险）的制度。 2. 护理人员每年离职率≤10%。	1. 查人事部门相关资料。 2. 查近3年医院护士的离职率。护士每年离职率≤10%。
	【B】符合“C”，并 落实不同用工形式的护理人员同工同酬、享有同等福利待遇、社会保险等待遇。	抽查检查前至少12个月医院护士工资、奖金情况。

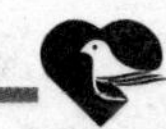

评审标准	评审要点	评审方法
	【A】符合“B”,并 1. 护理人员对薪酬和福利待遇满意程度较高。 2. 护理人员每年离职率≤5%。	1. 抽查20名护士,采用座谈会或书面调查的形式调查其满意程度。 2. 查近3年医院护士的离职率。护理人员每年离职率≤5%。
5.2.1.5 护理人员能够获得与其从事的护理工作相适应的卫生防护与医疗保健服务。	【C】 有护理人员相应岗位职业防护制度及医疗保健服务的相关规定。	查护士防护制度及保健服务相关规定。
	【B】符合“C”,并 保障上述制度和规定得到落实。	查化疗科、感染性疾病科、放射介入科、消毒供应中心、血液透析室、手术室等岗位护士防护执行情况。
	【A】符合“B”,并 对上述制度落实情况作有追踪和评价,持续改进有成效。	查防保科记录追踪评价情况,对存在问题有持续改进案例。
5.2.2　护理人力资源配备与医院的功能和任务一致,有护理单元护理人员的配置原则,有紧急状态下调配护理人力资源的预案。		
5.2.2.1 有护理单元护理人员人力配置的依据和原则。	【C】 1. 按照医院的规模合理配置护理人员。 2. 护理人员分管患者护理级别符合护理人员能级水平。 3. 每位护理人员平均负责病人数≤10人,并体现护理人员能力与病人危重程度相符的原则。	1. 查人事处全院护士、岗位设置及分布。 2. 查科室能级管理规定和护士与病人的能级对应是否符合。 3. 查内科、外科各2个病房的排班,每个病房询问护士长、不同年限护士共3人对责任制分工方式和病情掌握情况。

评审标准	评审要点	评审方法
	【B】符合“C”，并 每位护理人员平均负责病人数≤8人，并体现护理人员能力与病人危重程度相符的原则。	查近一年来护理人员与病人的分配情况。
	【A】符合“B”，并 能够依据护理人员能力、专业特点，合理配置护理人力资源，效果良好。	查近一年来护理人员与病人的分配比例、护士能力体现能级对应动态管理情况。
5.2.2.2 有各级护理管理部门紧急护理人力资源调配的规定，有执行的方案。	【C】 1. 各级护理管理部门有紧急护理人力资源调配的规定，有执行方案。 2. 相关护理管理人员知晓紧急护理人力资源调配规定的主要内容与流程。	1. 查看人力调配方案、调配记录、机动护士名单及使用情况。 2. 查护理部1位管理人员的知晓情况。
	【B】符合“C”，并 1. 有护理人员储备，可供紧急状态或特殊情况下调配使用。 2. 对储备人员有培训、考核。	1. 查护理人员储备名单，现场模拟。 2. 查培训考核相关资料。
	【A】符合“B”，并 有紧急情况下人力资源调配演练，持续改进。	抽查临床科室演练记录及改进情况。

5.2.3 以临床护理工作量为基础，根据收住患者特点、护理等级比例、床位使用率对护理人力资源实行弹性调配。

评审标准	评审要点	评审方法
5.2.3.1 根据收住患者特点、护理等级比例、床位使用率，合理配置人力资源。	【C】 1. 护理人员人力资源配备与医院的功能、任务及规模一致。 临床一线护理人员占护理人员总数≥95%。 病房护理人员总数与实际床位比≥1∶0.4。 ICU 床护比≥1∶2.5。 手术室手术间与护理人员比≥1∶3。 2. 有护理岗位说明书，包括工作任务和任职条件，有实例可查。 3. 护理人员专业技术职称聘任符合医院聘任制度规定。	1. 查阅护理人力资源配置方案，各科室的护士配置和加床时增加护士的配置方案；查 3 个加床最多科室配置情况；查 ICU、手术室护士的配比。 2. 查护理岗位说明书及履行情况。 3. 查护士职称聘任相关制度及符合程度。 见第四章第一节四：CCU 护士长岗位说明书和五：责任护士岗位说明书。
	【B】符合"C"，并 1. 病房护理人员总数与实际床位比≥1∶0.5（床位使用率≥93%）。 2. 病房护理人员总数与实际床位比≥1∶0.6（床位使用率≥96%，平均住院日小于 10 天）。 3. 基于护理工作量配置护理人员。	查近 1 年医院实际床位（床位使用率）与病房护士的比例。
	【A】符合"B"，并 能够依据专业特点，合理配置护理人力资源，效果良好。	查医院不同科室护士配比与病情、床位使用率适合情况，满足病人需求。

评审标准	评审要点	评审方法
5.2.3.2 对护理人力资源实行弹性调配。	【C】 1. 有为实行弹性护理人力资源调配的人员储备。 2. 有保障实施弹性人力资源调配的实施方案和实施效果。	查资料。
	【B】符合“C”,并 根据收住患者特点、护理等级比例、床位使用率,在部分科室或部分专业实施实行弹性人力资源调配。	查医院相关规定及科室调配记录。
	【A】符合“B”,并 护理人员由护理部门统一调配,效果良好。	查护理部调配记录,符合临床护理需要。
5.2.4 建立基于护理工作量、质量、患者满意度并结合护理难度、技术要求等要素的绩效考核制度,并将考核结果与护理人员的评优、晋升、薪酬分配相结合,实现优劳优得,多劳多得,调动护理人员积极性。		
5.2.4.1 建立基于护理工作量、质量、患者满意度、护理难度及技术要求的绩效考核办法并与评优、晋升、薪酬挂钩。	【C】 1. 有基于护理工作量、质量、患者满意度、护理难度及技术要求的绩效考核方案。 2. 绩效考核方案制定应充分征求护理人员意见。	1. 查阅绩效考核制度或方案是否符合责任制整体护理模式的要求。 2. 询问 3 位不同级别护士对绩效考核的认知与参与情况。
	【B】符合“C”,并 1. 绩效考核方案能够通过多种途径方便护理人员查询,知晓率≥80%。 2. 绩效考核结果与评优、晋升、薪酬挂钩。	1. 通过调查问卷询问护士对绩效考核的知晓途径及知晓率。 2. 查绩效考核结果与评优、晋升、薪酬挂钩。

评审标准	评审要点	评审方法
	【A】符合"B",并 绩效考核方案能够体现优劳优得,多劳多得,调动护理人员积极性。	通过调查问卷询问护士绩效考核的满意程度。
5.2.5　有护理人员在职继续教育计划,保障措施到位,并有实施记录。		
5.2.5.1 有护理人员在职继续教育培训和考评。	【C】 1. 有护理人员在职继续教育培训与考评制度。 2. 有护理人员在职继续教育计划,并有专职部门和专人负责落实。 3. 有开展培训的经费、设备设施等资源保障。	1. 查阅近3年在职培训工作计划与制度。 2. 查分管教育人员职责和实施计划情况。 3. 评审前一年度经费支持记录和设施保障情况。
	【B】符合"C",并 1. 培训与考评结合临床需求,充分体现不同专业、不同层次护理人员的特点,并与评优、晋升、薪酬挂钩。 2. 常规培训经费列入年度预算。	1. 培训内容符合分层次需要,查培训内容、花名册、图片与被教育者是否相符。 2. 查医院年度经费是否有护理培训专项列支。
	【A】符合"B",并 制度完善、内容翔实,效果明显。	有培训效果评价,有效果提高数据。

评审标准	评审要点	评审方法
5.2.5.2 落实专科护理培训要求，培养专科护理人才。	【C】 1. 根据医院功能及需要，培养临床所需的专科护理人员。 2. 有开展专科护理人员日常训练所需的师资、设备设施等资源保障。 3. 按照《专科护理领域护士培训大纲》等要求，有本院专科护理人员培训方案和培养计划。	1. 根据《安徽省专科护士培训计划》要求，急诊、ICU、伤口造口、糖尿病、手术室、新生儿重症监护、血液净化等科室均有专科护士并发挥作用。 2. 医院有用于培训的专门场地及设施，有师资名单负责培训工作。 3. 根据医院实际情况，对肿瘤专科护士等有培训方案和计划。
	【B】符合“C”，并 1. 根据临床需要，恰当培养和使用专科护理人才。 2. 有培训效果的追踪和评价机制。	对培养的专科护士应有使用机制、激励措施和评价机制，使90%仍在本专业岗位。
	【A】符合“B”，并 1. 有省级以上卫生行政部门批准的专科护理人员培训基地。 2. 根据评价结果，持续改进培训工作，效果良好。	培养的专科护士100%仍在本专业岗位。 至少有1个省级专科护士培训基地，基地有不断改进的培训内容、培训方式等，培训人员评价满意度高。
5.2.5.3 提高护理科研与教学水平。	【C】 1. 开展护理新技术项目或市级以上护理科研项目每年至少2项。 2. 护理专业学术论文每年CN刊号不少于30篇。	根据项目核实提供的原始材料。

评审标准	评审要点	评审方法
	3. 每年举办省级集中培训或继教班至少1期。 4. 接受下级医院护理进修学习每年不少于30人次。	
	【B】符合"C",并 学术水平较高,参加人员根据计划来自不同层级和不同地域超过50%。	查花名册

三、临床护理质量管理与改进

评审标准	评审要点	评审方法
5.3.1　根据分级护理的原则和要求,实施护理措施,有护理质量评价标准,有质量可追溯机制。		
5.3.1.1 根据分级护理的原则和要求,实施护理措施,有护理质量评价标准,有质量可追溯机制。	【C】 1. 依据《综合医院分级护理指导原则》,制定符合医院实际的分级护理制度。 2. 护理人员掌握分级护理的内容,提供的分级护理措施与患者实际情况相符。 3. 有护理级别标识,患者的护理级别与病情相符。	1. 检查医院分级护理制度制定及其是否适合科室特点。 2. 抽查不同科室4名护士对分级护理内容、标准的掌握情况。检查内科、外科各2个病区共8名责任护士对所负责重症患者2人、一级护理患者2人分级护理执行情况。 3. 抽查2位患者护理级别与病情相符情况。

评审标准	评审要点	评审方法
	【B】符合"C",并 1. 科室对分级护理落实情况进行定期检查,对存在问题有改进措施。 2. 主管部门对分级护理落实情况进行定期检查、评价、分析,对存在的问题,及时反馈,并提整改建议。	科室、护理部对分级护理检查记录,以及对结果的整改情况。 见第四章第一节六:一级护理质量评价标准和七:二级护理质量评价标准。
	【A】符合"B", 对分级护理落实情况有追踪和成效评价,有持续改进。	有追踪评价,有改进数据。
5.3.2 依据《护士条例》、《护士守则》、《综合医院分级护理指导原则》、《基础护理服务工作规范》与《常用临床护理技术服务规范》规范护理行为,优质护理服务落实到位。		
5.3.2.1 优质护理服务落实到位。(★重点)	【C】 1. 有医院优质护理服务规划、目标及实施方案。 2. 有推进开展优质护理服务的保障制度和措施及考评激励机制。 3. 有优质护理服务的目标和内涵,相关管理人员知晓率≥80%,护理人员知晓率100%。	1. 查资料。 2. 查文件及现场提供保障措施情况。 3. 查科护士长、护士长、临床护士的知晓情况。
	【B】符合"C",并 1. 根据各专业特点,有细化、量化的优质护理服务目标和落实措施。	1. 查内、外科各2个病区遵照医院优质护理目标细化、量化措施。

评审标准	评审要点	评审方法
	2. 定期听取患者及医护人员等多方意见和建议,持续改进优质护理服务。 3. 考评激励机制体现优劳优酬、多劳多得,并与薪酬分配、晋升、评优等相结合。 4. 优质护理服务病房覆盖率≥50%。	2. 随机询问3名患者、2位护士、1位科主任对优质护理的认识。查阅检查前至少12个月满意度调查资料和改进措施的记录,查阅投诉的调查处理记录。 3. 查考评激励机制是否体现优酬、多劳多得及与薪酬分配、晋升、评优等相结合情况。 4. 提供50%病房名单。
	【A】符合"B",并 1. 优质护理服务措施落实有效,效果明显。 2. 患者与医护人员满意度高。	提供体现优质护理措施落实效果的数据及医护人员满意度的调查。
5.3.3 临床护理人员护理患者实行责任制,与患者沟通交流,为患者提供连续、全程的基础护理和专业技术服务。		
5.3.3.1 实施"以病人为中心"的整体护理,为患者提供适宜的护理服务。(★重点)	【C】 1. 根据"以病人为中心"的整体护理工作模式,制定实施方案,体现护理人员工作中的责任制。 2. 依据患者需求制定护理计划,充分考虑患者生理、心理、社会、文化等因素。	1. 抽查内科、外科各2个病房排班表;请每个病房2个责任护士陈述每日工作内容和流程。 2. 查16个患者护理计划制定是否考虑其生理、心理、社会、文化等因素。 见第四章第一节九:患者入院护理评估单。

<table>
<tr><th>评审标准</th><th>评审要点</th><th>评审方法</th></tr>
<tr><td rowspan="2"></td><td>【B】符合“C”，并
1. 依据患者的个性化护理需求制定护理计划，护理人员掌握相关的知识，并结合患者实际情况实施“以病人为中心”的护理，并能帮助患者及其家属了解患者病情及护理的重点内容。
2. 科室对落实情况进行定期检查，对存在问题有改进措施。
3. 主管部门对落实情况进行定期检查、评价、分析，对存在的问题，及时反馈，并提整改建议。</td><td>1. 查4个病房8位护士对患者帮助情况。
2. 查科室检查记录。
3. 查护理部督导记录及改进情况。
见第四章第一节八：卫生部优质护理检查评价表。</td></tr>
<tr><td>【A】符合“B”，并
对各科室落实情况有追踪和成效评价，有持续改进的成效。</td><td>提供追踪评价，有改进数据。</td></tr>
<tr><td colspan="3">5.3.4　有危重患者护理常规，密切观察患者的生命体征和病情变化，护理措施到位，患者安全措施有效，记录规范。</td></tr>
<tr><td>5.3.4.1 护理人员具备危重患者护理的相关知识与操作技能。</td><td>【C】
1. 护理人员具备的技术能力包括：危重患者护理常规及抢救技能、生命支持设备操作、患者病情评估与处理、紧急处置能力等。
2. 护理人员通过危重患者护理理论和技术培训并考核合格。</td><td>1. 查科室资料及护士能力情况。
2. 随机抽查4位护理危重患者的护士对知识的培训和考核情况。
3. 查风险评估和护士安全防范措施及执行情况。
4. 查4位护士的掌握情况。</td></tr>
</table>

评审标准	评审要点	评审方法
	3. 有针对危重患者病情变化的风险评估和安全防范措施。 4. 护理人员掌握上述相关的理论与技能。	
	【B】符合"C",并 1. 由具备上述技术能力的护理人员对危重患者实施护理。 2. 主管部门有护理人员培训、训练的考核评价机制。	查护理部培训考核情况。
	【A】符合"B",并 根据考核评价情况持续改进危重患者护理工作。	科室根据考评情况有再培训及资质管理的要求。
5.3.4.2 有危重患者护理常规及技术规范、工作流程及应急预案，对危重患者有风险评估和安全防范措施。	【C】 1. 有危重患者护理常规及技术规范,工作流程及应急预案。 2. 有危重患者风险评估、安全护理制度和措施。 3. 护理人员知晓并掌握相关制度与流程的内容。	1. 查危重患者护理常规及技术规范,工作流程及应急预案资料。 2. 查危重患者交接、身份识别、风险评估与告知相关制度与执行情况。 3. 随机抽查 4 位护士对知识的掌握情况。
	【B】符合"C",并 1. 密切观察危重患者的病情变化,有风险评估和安全防范措施。 2. 根据专科特点,使用恰当的质量监测指标并实施监测。	1. 查科室风险评估和安全防范落实情况。 2. 查质量监测指标及改进情况。 3. 查护理部对指标监测落实情况的追踪。

评审标准	评审要点	评审方法
	3. 主管部门对落实情况进行定期检查、评价、分析，对存在的问题，及时反馈，并提整改建议。	见第四章第一节十一：危重患者风险评估制度和安全防范措施。
	【A】符合“B”，并 应用质量监测指标，持续改进危重患者护理质量。	提供质量监测指标，体现质量改进的成效。
5.3.5 遵照医嘱为围手术期患者提供符合规范的术前和术后护理。		
5.3.5.1 有围手术期的护理常规和处置流程，并有效执行。	【C】 1. 有患者围手术期护理常规、评估制度与处置流程。 2. 对患者及家属做好术前、术后的解释和教育工作，有记录。	1. 查围手术期护理常规，对大手术患者施行术前评估并有处置流程。 2. 现场检查护士的执行情况和教育记录情况。
	【B】符合“C”，并 1. 执行围手术期护理常规、评估制度与处置流程，有记录。 2. 主管部门定期开展围手术期护理评价，改进相关工作。	1. 现场检查护士的执行情况。 2. 有对围手术期护理质量的评价和相关改进。 见第四章第一节十：围手术期护理评估制度与应急预案。
	【A】符合“B”，并 落实围手术期护理工作，效果良好。	提供质量监测指标，体现质量改进。
5.3.6 遵照医嘱为患者提供符合规范的治疗、给药等护理服务，及时观察、了解患者用药和治疗反应。		

评审标准	评审要点	评审方法
5.3.6.1 执行查对制度，能遵照医嘱正确提供治疗、给药等护理服务，及时观察、了解患者用药及治疗反应。	【C】 1. 有医嘱核对与处理流程。 2. 有查对制度并提供符合相关操作规范的护理服务，有记录。 3. 有观察、了解和处置患者用药与治疗反应的制度与流程。 4. 护理人员知晓并掌握上述制度与流程的内容。	1. 查查对制度与护士的处置流程。 2. 查2位护士的执行情况。 3. 查制度与流程。 4. 现场抽查2位护士对上述制度与流程的掌握情况。
	【B】符合“C”，并 主管部门对落实情况进行定期检查、评价、分析，对存在的问题，及时反馈，并提整改建议。	提供护理部督导记录。 见第四章第一节十二：给药安全核查表。
	【A】符合“B”，并 有监督与评价机制，有分析、改进措施，相关记录完整。	有评价机制保证制度流程的执行与改进。
5.3.7 遵照医嘱为患者提供符合规范的输血治疗服务。		
5.3.7.1 遵照医嘱为患者提供符合规范的输血治疗服务。	【C】 1. 在输血前严格执行查对制度，确保准确无误。 2. 按照输血技术操作规范进行操作，观察记录输血过程。 3. 有输血反应处理预案、报告，处理制度与流程。	现场抽查实施情况或护士对规范的掌握情况。

<table>
<tr><th>评审标准</th><th>评审要点</th><th>评审方法</th></tr>
<tr><td></td><td>【B】符合“C”,并
有临床输血过程的质量管理监控及效果评价的制度与流程。</td><td>查制度与流程。</td></tr>
<tr><td></td><td>【A】符合“B”,并
对输血质量管理监控及效果评价,有持续改进的成效。</td><td>查督察记录并体现持续改进的成效。</td></tr>
<tr><td colspan="3">5.3.8 保障仪器、设备和抢救物品的有效使用。</td></tr>
<tr><td rowspan="3">5.3.8.1
有保障常用仪器、设备和抢救物品使用的制度与流程。</td><td>【C】
1. 有保障常用仪器、设备和抢救物品使用的制度与流程。
2. 护理人员知晓使用制度与操作规程的主要内容。</td><td>现场检查制度、流程及人员掌握情况。</td></tr>
<tr><td>【B】符合“C”,并
1. 护理人员按照使用制度与操作规程熟练使用输液泵、注射泵、监护仪、除颤仪、心电图机、吸引器等常用仪器和抢救设备。
2. 对使用中可能出现的意外情况有处理预案及措施。</td><td>现场抽查 5 位护士了解其掌握程度。</td></tr>
<tr><td>【A】符合“B”,并
1. 对各科室落实情况有追踪和成效评价,有持续改进的成效。
2. 意外情况的处理及措施,全部符合处理预案的要求。</td><td>查护理部督查记录,评价持续改进的成效。</td></tr>
</table>

评审标准	评审要点	评审方法
5.3.9　为患者提供心理与健康指导服务和出院指导。		
5.3.9.1 为患者提供心理与健康指导服务和出院指导。(★重点)	【C】 1. 有符合专业特点的心理与健康指导、出院指导、健康促进等资料，方便护理人员使用。 2. 护理人员知晓主要内容。 3. 通过多种方式将上述内容传达和提供给患者。	检查内、外科各2个科室资料及资料的传达情况。
	【B】符合"C"，并 1. 对指导内容及时更新。 2. 能根据患者的需求提供适宜的指导内容和方式。 3. 对指导效果进行分析评价，有记录。	查资料更新及提供教育培训的有效性。
	【A】符合"B"，并 指导效果良好。	查2位在院、2位出院病人情况。
5.3.10　有临床路径与单病种护理质量控制制度，质量控制流程，有可追溯机制。		
5.3.10.1 有临床路径与单病种护理质量控制制度，质量控制流程，有可追溯机制。	【C】 1. 有急性心肌梗死、急性心力衰竭、社区获得性肺炎(成人、儿童)、脑梗死、髋(膝)关节置换术、冠状动脉旁路移植术的临床路径护理文本和单病种质量管理标准。	查资料和2名护士的知晓情况。

评审标准	评审要点	评审方法
	2. 有健康教育和康复指导的内容与时机，并执行。 3. 对护士实施“临床路径与单病种质量管理”教育、培训与考核，包括患者的知情同意。 4. 知晓本岗位相关临床路径工作流程。 5. 对执行临床路径管理相关的医务人员和患者进行满意度调查。	
	【B】符合“C”，并 及时收集、记录实施中存在的问题与缺陷，对存在问题与缺陷进行总结分析，提出改进措施。	查督导护理变异因素记录资料。
	【A】符合“B”，并 对实施过程和效果进行评价分析，质量管理持续改进有成效。	提供检查实施效果，体现不断改进。
5.3.11 按照《病历书写基本规范》书写护理文件，定期质量评价。		
5.3.11.1 按照《病历书写基本规范》书写护理文件，定期质量评价。	【C】 1. 有护理文件书写标准及质量考核标准。 2. 护理记录按照有关规定由相关护理人员审核签字。 3. 护理人员知晓并掌握《病历书写基本规范》。	查阅护理文件书写和管理的相关规定。 抽查2份护理记录和2名护士对规范原则的掌握情况。

评审标准	评审要点	评审方法
	【B】符合"C",并 主管部门对运行的护理文件进行质量评价,有考核记录。	查看护理部对运行护理质量评价考核情况。
	【A】符合"B",并 对护理文书的质量有追踪评价和持续改进。	护理文书的质量有追踪评价和持续改进。
5.3.12　建立护理查房、护理会诊、护理病例讨论制度。		
5.3.12.1 定期进行护理查房、护理病例讨论。对疑难护理问题组织护理会诊。	【C】 1. 有定期护理查房、病例讨论制度。 2. 有对疑难护理问题进行护理会诊的工作制度。	查是否有针对护理查房、病例讨论、疑难护理问题进行护理会诊制度,护理会诊是否至少每季度组织1次。
	【B】符合"C",并 1. 落实护理查房、病例讨论和护理会诊,解决患者实际问题。 2. 明确护理会诊人员的资质要求。	查近1年资料执行情况及水平。
	【A】符合"B",并 落实有成效,促进护理工作持续改进。	运行有提高护理工作成效的案例。

四、护理安全管理

评审标准	评审要点	评审方法
5.4.1　有护理质量与安全管理组织,职责明确,有监管措施。		

评审标准	评审要点	评审方法
5.4.1.1 有护理质量与安全管理组织，职责明确，有监管措施。	【C】 1. 在医院质量与安全管理委员会下设护理质量管理组织，人员构成合理、职责明确。 2. 有年度护理质量工作计划。	查完善的组织资料、明确职责和年度计划。
	【B】符合"C"，并 1. 护理质量与安全管理委员会定期召开会议。 2. 护理质量工作计划落实到位。 3. 设专职人员负责护理质量管理，有考核记录。	护理部明文规定有专职人员负责护理质量考核，定期质量反馈，按时质量督察。
	【A】符合"B"，并 对各科室落实的成效有评价与再改进的具体措施。	对各科室有评价和指导意见，体现持续改进。
5.4.2 有主动报告护理安全(不良)事件与隐患信息的制度，改进措施到位。		
5.4.2.1 有主动报告护理安全(不良)事件制度与激励措施。	【C】 1. 实行非惩罚性制度，有护理人员主动报告的激励机制。 2. 有护理人员主动报告护理安全(不良)事件的教育和培训。 3. 有多种途径便于护理人员报告医疗安全(不良)事件。	查制度及制度落实符合程度，对未造成不良后果的事件无惩罚，有制度或实例可查。

评审标准	评审要点	评审方法
	【B】符合"C",并 1. 护理安全(不良)事件与医疗安全(不良)事件统一报告网络,统一管理。 2. 护理人员对不良事件报告制度的知晓率100%。	查网络建设,了解4位护理人员的知晓情况,追踪护理部和科室登记的一致性。
	【A】符合"B",并 提高安全(不良)事件报告系统的敏感性。	各层级安全(不良)事件报告例数与国家基准差异不大。
5.4.3 有护理不良事件成因分析及改进机制。		
5.4.3.1 有针对不良事件案例成因分析及讨论记录。	【C】 1. 对护理不良事件有成因分析和讨论记录。 2. 定期对护理人员进行安全警示教育。	查分析资料和教育资料。
	【B】符合"C",并 应用不良事件案例成因分析结果,修订护理工作制度或完善工作流程并落实培训。	提供通过不良事件案例成因分析结果对制度流程改进的案例。
	【A】符合"B",并 1. 修订后的工作制度或流程执行情况有督查。 2. 对各科室落实的成效,有评价与持续改进。	对修订后的工作制度流程有进一步的追踪。
5.4.4 对患者进行跌倒、坠床等风险评估,并采取措施防止意外事件的发生。		

评审标准	评审要点	评审方法
5.4.4.1 对患者进行风险评估，主动向高危患者告知跌倒、坠床风险，采取有效措施防止意外事件的发生。	【C】 1. 有防范患者跌倒、坠床的相关制度，并体现多部门协作的精神。 2. 对住院患者跌倒、坠床风险评估及根据病情、用药变化再评估，并在病历中记录。 3. 主动告知患者跌倒、坠床风险及防范措施并有记录。 4. 医院环境有防止跌倒安全措施，如走廊扶手、卫生间及地面防滑措施。 5. 对特殊患者，如儿童、老年人、孕妇、行动不便和残疾等患者，主动告知跌倒、坠床危险，采取适当措施防止跌倒、坠床等意外，如警示标识、语言提醒、搀扶或请人帮助、床挡等。 6. 相关人员知晓患者发生坠床或跌倒的处置及报告程序。	查资料及 2 个科室 4 位患者落实情况。
	【B】符合“C”，并 1. 有坠床、跌倒的质量监控指标数据收集和分析。 2. 高危患者入院时跌倒、坠床的风险评估率≥90％。	至少每个季度有统计分析资料，评估率符合标准。 见第四章第一节十三：跌倒坠床风险评估单及追踪评价表。
	【A】符合“B”，并 高危患者入院时跌倒、坠床的风险评估率 100％。	高危患者入院时跌倒、坠床的风险评估率 100％。

评审标准	评审要点	评审方法
5.4.4.2 有患者跌倒、坠床等意外事件报告制度、处置预案与工作流程。	【C】 有患者跌倒、坠床等意外事件报告相关制度、处置预案与工作流程。	查资料。
	【B】符合“C”,并 患者跌倒、坠床等意外事件报告、处置流程知晓率≥95%。	查护士的知晓情况。
	【A】符合“B”,并 根据患者跌倒、坠床等意外事件的总结分析,完善防范措施,保障患者安全。	提供根据分析有进一步防范措施的工作。
5.4.5　有压疮风险评估与报告制度,有压疮诊疗及护理规范。		
5.4.5.1 有压疮风险评估与报告制度,有压疮诊疗及护理规范。	【C】 1. 有压疮风险评估与报告制度、工作流程。 2. 有压疮诊疗与护理规范。 3. 高危患者入院时压疮的风险评估率≥90%。	查资料及2个科室4位病人落实情况。
	【B】符合“C”,并 1. 职能部门有督促、检查、总结、反馈规章,有改进措施。 2. 对发生压疮案例有分析及改进措施。	查护理部督导记录及改进情况。见第四章第一节十四:压疮风险评估单及追踪记录表。
	【A】符合“B”,并 1. 持续改进有成效。 2. 高危患者入院时压疮的风险评估率100%。	高危患者入院时压疮的风险评估率100%,年度改进有成效。

评审标准	评审要点	评审方法
5.4.6 实施预防压疮的有效护理措施。		
5.4.6.1 落实预防压疮的护理措施。	【C】 1. 有预防压疮的护理规范及措施。 2. 护理人员掌握操作规范。	查资料及护士的执行情况。
	【B】符合“C”，并 职能部门有督促、检查、总结、反馈规章，有改进措施。	查护理部督导记录及改进情况。
	【A】符合“B”，并 落实预防压疮措施，无非预期压疮事件发生。	非预期压疮事件发生率为零。
5.4.7 有管路滑脱风险评估与报告制度，有护理规范。		
5.4.7.1 有管路滑脱风险评估与报告制度，有护理规范。	【C】 1. 有管路滑脱风险评估与报告制度、工作流程。 2. 有管路滑脱护理规范。 3. 高危患者入院时的风险评估率≥90%。 4. 护理人员掌握工作规范。	查资料及 2 个科室 4 位病人落实情况。
	【B】符合“C”，并 1. 职能部门有督促、检查、总结、反馈规章，有改进措施。 2. 对发生管路滑脱案例有分析及改进措施。	查护理部督导记录及改进情况。 见第四章第一节九/(五)：管道滑脱危险因素评估表。
	【A】符合“B”，并 1. 持续改进有成效。 2. 高危患者入院时管路滑脱的风险评估率 100%。	高危患者入院时管路滑脱的风险评估率 100%，年度改进有成效。

<table>
<tr><th>评审标准</th><th>评审要点</th><th>评审方法</th></tr>
<tr><td colspan="3">5.4.8　临床护理技术操作常见并发症的预防与处理规范。</td></tr>
<tr><td rowspan="3">5.4.8.1
执行临床护理技术操作常见并发症的预防及处理指南。</td><td>【C】
1. 有临床护理技术操作常见并发症的预防与处理规范。
2. 有护理技术操作培训计划并落实到位。
3. 护理人员熟练掌握口腔护理、静脉输液、各种注射、鼻饲等常见技术操作和并发症预防措施及处理流程。</td><td>1. 查临床护理技术操作常见并发症的预防与处理规范。
2. 查考核情况。
3. 现场提问4位护士，考查其掌握情况。</td></tr>
<tr><td>【B】符合“C”，并
1. 将“临床护理技术操作常见并发症的预防与处理规范”相关要求的手册发至对应岗位的人员。
2. 主管部门定期进行临床常见护理技术操作考核。</td><td>查手册及考核记录。</td></tr>
<tr><td>【A】符合“B”，并
1. 有临床护理技术操作常见并发症的预防与处理规范。
2. 对各科室落实的成效，有评价与持续改进。</td><td>护士按照规范正确执行，护理部有评价与改进的记录。</td></tr>
<tr><td colspan="3">5.4.9　有紧急意外情况的应急预案和处理流程，有培训与演练。</td></tr>
<tr><td>5.4.9.1
有重点环节应急管理制度，有紧急意外情况的应急预案及演练。</td><td>【C】
1. 有重点环节应急管理制度。
2. 对重点环节，包括患者用药、输血、治疗、标本采集、围手术期管理、安全管理等有应急预案。
3. 相关岗位护理人员均知晓。</td><td>查资料和随机2位护士的掌握情况。</td></tr>
</table>

评审标准	评审要点	评审方法
	【B】符合“C”,并 1. 应急预案有培训或演练。 2. 护理人员配制化疗药、锐器处理、为隔离患者实施治疗及护理时防护措施到位。	查培训资料及现场护士防护执行情况。
	【A】符合“B”,并 重点环节应急管理措施落实到位,紧急意外情况的应急预案及演练成效明显,并持续改进。	查持续改进的成效。

五、特殊护理单元质量管理与监测

评审标准	评审要点	评审方法
5.5.1　有手术部(室)护理质量管理与监测的有关规定及措施,护理部有监测改进效果的记录。		
5.5.1.1 手术室建筑布局合理,工作流程符合要求。		
5.5.1.1.1 手术室建筑布局合理,分区明确,标识清楚,符合功能流程合理和洁污区域分开的基本原则。	【C】 1. 手术室布局合理,分区明确,标识清楚,洁污区域分开。 2. 各工作区域功能与实际工作内容保持一致。 3. 医务人员知晓各工作区域功能及要求并有效执行。	查现场。
	【B】符合“C”,并 主管部门定期进行检查,对存在的问题,及时反馈,并提整改意见。	查督察记录。

评审标准	评审要点	评审方法
	【A】符合“B”,并 持续改进有成效,手术室建筑布局合理,分区明确,标识清楚,符合功能流程合理和洁污区域分开的基本原则。	查改进情况。
5.5.1.2　手术室有工作制度、岗位职责及操作常规,有培训。工作人员配备合理。		
5.5.1.2.1 建立手术室各项规章制度、岗位职责及操作常规,有考核及记录。工作人员配备合理。	【C】 1. 有手术室管理制度、工作制度、岗位职责和操作常规。 2. 有手术室各级各类人员的相关培训。 3. 根据手术量及工作需要,配备护理人员、辅助工作人员和设备技术人员。手术室手术间与护理人员比≥1∶3。 4. 明确各级人员的资质及岗位技术能力要求。 5. 手术室工作经历2年以内护理人员数占总数的比例≤20%。手术室护士长具备主管护师及以上专业技术职务任职资格和5年及以上手术室工作经验。 6. 相关护理人员知晓手术室工作制度和岗位职责。 7. 按照《专科护理领域护士培训大纲》等要求,有手术室护理人员培训方案和培养计划。	1. 查手术室管理制度、工作制度、岗位职责和操作常规资料。 2. 查手术室岗前培训及专科培训资料。 3. 查人员配置。 4. 查重点专科的培训资料及人员资质的认证资料。 5. 查手术室护士手术室工作工龄、护士长职称复印件及工作年限。 6. 抽查2位新护士对手术室工作制度和岗位职责掌握情况。 7. 查专科培训计划和方案。

评审标准	评审要点	评审方法
	【B】符合“C”，并 1. 保证手术室护理队伍的稳定性，手术室工作经历2年以内护理人员数占总数的比例≤10%。 2. 对新入职手术室护理人员有考核；手术室护理人员培训能够体现内容与资质要求相符合。 3. 有培训效果的追踪和评价机制。	1. 查手术室护士工作履历。 2. 提供新护士培训和考核资料，手术室培训体现能及对应。 3. 对新护士的培训有追踪评价记录。
	【A】符合“B”，并 1. 手术室护士长具备副主任护师及以上专业技术职务任职资格和15年及以上手术室工作经验。 2. 有省级以上卫生行政部门批准的手术室护理人员培训基地。 3. 根据评价结果，持续改进培训工作，效果良好。	1. 查护士长资历和职称复印件。 2. 查卫生厅发文。 3. 查培训改进的相关资料，学员满意度。

5.5.1.3　手术室执行《手术安全核查》制度，有患者交接核查、安全用药、手术物品清点、标本管理等安全制度，遵医嘱正确用药，有突发事件的应急预案。

评审标准	评审要点	评审方法
5.5.1.3.1 手术室执行《手术安全核查》制度，有患者交接、安全核查、安全用药、手术物品清点、标本管理等安全制度，遵医嘱正确用药，有突发事件的应急预案。	【C】 1. 有手术患者交接制度并执行。 2. 执行《手术安全核查》制度，有医生、麻醉师、护理人员对手术患者、部位、术式和用物等相关信息核查制度及相关落实情况记录。 3. 有手术中安全用药制度和麻醉及精神药品、高危药品等特殊药品管理制度，有实施记录。 4. 有手术患者标本管理制度，规范标本的保存、登记、送检等流程，有实施记录。 5. 遵医嘱正确为手术患者实施术前与术中用药(包含使用预防性抗菌药)和治疗服务。 6. 有手术物品清点制度，有实施记录。 7. 有突发事件的应急预案，有演练记录。 8. 护理人员知晓手术室安全管理方面的主要内容与履职要求。	查相关制度与现场执行情况
	【B】符合“C”，并 1. 有手术室突发事件应急预案的培训和演练。 2. 有保证医、护相互监督的相关制度及其落实措施。	1. 查培训和演练记录。 2. 有制度保证措施的落实。 3. 有督导记录与分析。

评审标准	评审要点	评审方法
	3. 主管部门对手术安全核查执行情况有督导检查,有分析,有反馈意见,有整改措施。	
	【A】符合“B”,并 1. 对科室落实“手术患者交接、手术安全核查制度”的成效有评价与持续改进的具体措施。 2. 择期手术《手术安全核查》实际执行率100%。	随机抽查10份择期手术《手术安全核查》,其实际执行率是否为100%,且科室有督察记录。
5.5.1.4　有消毒隔离制度,各项措施落实到位		
5.5.1.4.1 根据《医院感染管理办法》、《医院手术部(室)管理规范(试行)》、《医务人员手卫生规范》、《医疗废弃物管理条例》等要求,建立手术室感染预防与控制管理制度及质量控制标准,并有培训、考核及监督措施。	【C】 1. 有手术室感染预防与控制管理制度及质量控制标准,并对工作人员进行培训、考核及监督,有记录。 2. 定期对感染、空气质量、环境等进行监测,有记录。 3. 有医疗设备、手术器械及物品的清洁、消毒、灭菌及存放规定。 4. 手术室自行消毒的手术器械及物品应有标识及有效日期,使使用者知其含义。	查资料和现场。

评审标准	评审要点	评审方法
	5. 手术室工作区域，每 24 小时清洁消毒一次。连台手术之间、当天手术全部完毕后，对手术间及时进行清洁、消毒处理。 6. 有医务人员手卫生规范和医疗废弃物管理制度。 7. 有医务人员职业卫生安全防护制度及必要防护用品。 8. 护理人员知晓手术室感染预防管理方面的主要内容与履职要求。 9. 对制度的执行有监管，感染控制制度与手卫生的执行率≥85%，记录存在问题与缺陷。	
	【B】符合“C”，并 1. 医疗废弃物处理符合规范，有交接记录。 2. 护理人员手卫生规范落实到位，执行率≥90%。 3. 认真执行职业防护制度，处理相关物品及器械时，应穿戴适宜的防护用具，防护措施落实到位。 4. 定期对消毒及感控工作开展监测评价。	查资料。
	【A】符合“B”，并 1. 利用评价结果持续改进消毒及感控工作，效果良好。 2. 手卫生的执行率≥95%。	有对督察结果的改进。 现场抽查 10 位工作人员手卫生执行情况，了解其是否符合标准。

评审标准	评审要点	评审方法
5.5.2　有消毒供应中心(室)护理质量管理与监测的有关规定及措施,护理部有监测改进效果的记录。		
5.5.2.1 建筑布局合理,设施、设备完善,符合规范要求,工作区域划分符合消毒隔离要求。		
5.5.2.1.1 建筑布局合理,设施、设备完善,符合相关规范要求。工作区域划分符合消毒隔离要求。	【C】 1. 消毒供应室相对独立,周围环境清洁,无污染源。 2. 内部环境整洁,通风、采光良好,分区(辅助区域、工作区域等)明确并有间隔。 3. 配置有基本消毒灭菌设备设施。根据工作岗位的不同需要,配备相应的个人防护用品。 4. 污染物品由污到洁,不交叉、不逆流。污染物品有污物通道,清洁物品有清洁物品通道。 5. 护理人员知晓供应室洁污区分开流程规定与履职要求。	查现场及护士对流程规定与履职的知晓情况。
	【B】符合"C",并 1. 辅助区域包括工作人员更衣室、值班室、办公室、休息室、卫生间等。工作区域包括去污区、检查、包装及灭菌区和无菌物品存放区。	

评审标准	评审要点	评审方法
	2. 根据医院消毒供应中心(CSSD)的规模、任务及工作量,合理配置清洗消毒设备及配套设施,符合规范要求。 3. 去污区、检查、包装及灭菌区和无菌物品存放区之间有实际屏障。去污区与检查、包装及灭菌区之间有洁、污物品传递通道;并分别设人员出入缓冲间(带)。缓冲间(带)应设洗手设施,无菌物品存放区内不应设洗手池。 4. 上述感染控制制度与措施有监管,记录存在问题与缺陷。	查现场与监督记录。
	【A】符合"B",并 1. 对科室落实感染控制制度的成效有评价与持续改进的具体措施。 2. 感染控制制度与措施的执行率100%。	1. 有对督察结果的改进。 2. 查3位护士对感染控制制度与措施的执行情况,了解其达到要求。

5.5.2.2 实施集中管理,合理配备工作人员,建立与其相适应的管理体制,符合规范要求。

评审标准	评审要点	评审方法
5.5.2.2.1 实施集中管理，合理配备工作人员，符合卫生部管理消毒供应中心管理规范要求。	【C】 1. 根据医院规模和工作量合理配备人力资源，设专职护士长负责，并有监督。 2. 应采取集中管理的方式，对所有需要消毒或灭菌后重复使用的诊疗器械、器具和物品由CSSD回收，集中清洗、消毒、灭菌和供应。 3. 开展工作人员业务技能培训，确保其满足岗位需求。 4. 相关部门保障物资、水电气供应，设备运行正常；相关设备出现故障时，能够及时处理。	1. 查护士长任职及人力资源配备，45岁以下人员是否超过70%，保持相对稳定。 2. 查医院手术室、产房、门诊、病房等部门其器械、器具和物品的处理情况。 3. 查新进人员的培训资料和技能掌握，供应室培训资料。 4. 相关部门的应答记录。
	【B】符合“C”，并 1. 在相关职能部门的领导下开展工作。 2. 临床科室可重复使用的消毒物品全部采取集中管理（回收、清洗、消毒及灭菌）完成。 3. 现场检查物资、水电气供应，符合管理规范要求。	查现场及登记。
	【A】符合“B”，并 相关职能部门对制度的执行有评价与监督，体现持续改进，有记录。	评价与监督，体现持续改进。

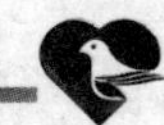

评审标准	评审要点	评审方法
5.5.2.3　建立完善的规章制度、工作职责、工作流程，符合规范要求。		
5.5.2.3.1 规章制度、工作职责、工作流程健全，建立与相关科室的联系制度，根据需要及时改进工作。	【C】 1. 科室有规章制度、工作流程及应急预案。 2. 有与临床科室联系的相关制度。	1. 查规章制度、工作流程及应急预案资料。 2. 查相关制度与制度执行记录。
	【B】符合"C"，并 1. 规章制度、工作流程及应急预案健全，具有专科特色。 2. 工作流程符合规范要求。 3. 定期征求临床意见，改进工作。	1. 查规章制度、工作流程及应急预案。 2. 现场查流程是否符合要求。 3. 每季度供应室对临床有调查资料并有沟通记录。
	【A】符合"B"，并 规章制度及工作流程及时修订、完善，体现持续改进。	规章制度、工作流程及时修订、完善，体现持续改进。
5.5.2.4　建立工作人员的在职继续教育制度，根据专业进展，开展培训，更新知识。		
5.5.2.4.1 建立工作人员的在职继续教育制度，根据专业进展，开展培训，更新知识。	【C】 有岗位培训计划，体现消毒供应工作特点。	查岗位培训计划制定符合消毒供应工作。
	【B】符合"C"，并 对岗位培训有考核及效果评价。	查培训后追踪评价记录。
	【A】符合"B"，并 对培训计划及落实情况有评价与监督措施，体现持续改进，有记录。	评价与监督体现持续改进。

评审标准	评审要点	评审方法
5.5.2.5 建立完善的监测制度，质量控制过程的记录符合追溯要求。		
5.5.2.5.1 建立清洗、消毒、灭菌效果监测制度，加强质量管理。消毒供应中心符合行业标准要求，专人负责质量监测工作。	【C】 1. 有清洗、消毒、灭菌效果监测制度，有监测记录。 2. 专人负责质量监测工作。	查监测资料与人员分配。
	【B】符合“C”，并 清洗、消毒、灭菌效果监测符合监测标准要求，质量控制过程的记录符合追溯要求。	查护理核查。 见第四章第二节一：消毒供应中心专科护理质量考核标准。
	【A】符合“B”，并 1. 按照监测制度对工作质量进行日常监测和定期监测，有记录。 2. 相关职能部门对科室落实监测制度的成效有评价与监督，体现持续改进的成效，有记录。	
5.5.3 有新生儿室护理质量管理与监测的有关规定及措施，护理部有监测改进效果的记录。		
5.5.3.1 有新生儿病室工作制度、岗位职责、突发事件应急预案。		
5.5.3.1.1 有护理管理制度、规范，岗位职责，工作流程，护理常规，有突发事件的应急预案或流程。	【C】 1. 新生儿病室有工作制度，岗位职责，护理常规及专业技术规范。 2. 有突发事件的应急预案，突出专科性，对应急预案有培训。 3. 护理人员知晓制度、规范、岗位职责、突发事件的应急预案或流程与履职要求。	查资料及2位不同资历护士的掌握情况。

评审标准	评审要点	评审方法
	【B】符合“C”,并 1. 护理人员岗位职责落实到位,对突发事件的应对能力有考核。 2. 工作制度、岗位职责和护理常规及时修订。	1. 查突发事件应对能力考核。 2. 工作制度、岗位职责和护理常规及时修订。
	【A】符合“B”,并 对科室落实“工作制度,岗位职责,护理常规,专业技术规范”的成效与“突发事件的应急预案”演练效果有评价与持续改进的具体措施。	
5.5.3.2　新生儿室护理人力配备合理,护理人员经过专业理论与技术培训及考核合格,实施责任制护理。		
5.5.3.2.1 新生儿室护理人力资源合理配备,经专业理论与技术培训,考核合格,实施责任制护理。	【C】 1. 新生儿室护理人员通过专业理论与技术培训,考核合格。 2. 新生儿室实施责任制护理。1名护理人员负责≤6名普通患儿或≤3名重症患儿。	查资料,请2位护士叙述工作内容。
	【B】符合“C”,并 护理人员按工作年限或职称分层培训,考核合格。	查2位不同层级护士培训考核情况是否符合要求。

评审标准	评审要点	评审方法
	【A】符合"B",并 1. 对落实新生儿室护理人员配置与能力有评价与持续改进的具体措施。 2. 新生儿室1名护理人员负责≤4名普通患儿或≤2名重症患儿。	1. 查对护士能力评价改进情况。 2. 查1年来科室排班和护理患儿情况。
5.5.3.3　有护理专项质量管理,分级护理措施到位,患儿安全制度落实到位。		
5.5.3.3.1 有护理专项质量管理考核标准、培训及记录。安全措施落实到位。	【C】 1. 有重症新生儿护理规范,新生儿病室护理质量专项考核标准,有培训。 2. 有新生儿安全管理制度,有培训。 3. 100%使用腕带识别新生儿身份。 4. 新生儿室环境适宜,符合新生儿护理要求。 5. 护理人员知晓质量与安全管理主要内容与履职要求。	查资料和现场。见第四章第二节三:新生儿专科护理质量考核标准。
	【B】符合"C",并 新生儿的护理措施和安全措施落实到位。 1. 科室定期进行自查,对存在问题有改进措施。 2. 主管部门定期进行检查,对存在的问题,及时反馈,并提整改意见。	查考核资料情况。

<table>
<tr><th>评审标准</th><th>评审要点</th><th>评审方法</th></tr>
<tr><td></td><td>【A】符合“B”，并
按照专项护理质量管理考核标准，有考核评价与持续改进的具体措施。</td><td>查专科质量标准改进情况。</td></tr>
<tr><td colspan="3">5.5.3.4　有医务人员手卫生规范，有新生儿暖箱、奶瓶、奶嘴消毒规范，传染病患儿隔离措施到位。</td></tr>
<tr><td rowspan="2">5.5.3.4.1 对医务人员手卫生进行培训，有监测记录；新生儿暖箱、奶瓶、奶嘴消毒规范；有传染病患儿隔离护理措施。</td><td>【C】
1. 有医务人员手卫生规范的培训。
2. 有新生儿暖箱、奶瓶、奶嘴清洁消毒规范。
3. 有传染病患儿消毒隔离制度。
4. 护理人员知晓手卫生规范、隔离措施与履职要求。</td><td>1. 查培训资料。
2. 查新生儿暖箱、奶瓶、奶嘴清洁消毒规范。
3. 查传染病患儿消毒隔离制度。
4. 随机抽查2位护士的履职情况。</td></tr>
<tr><td>【B】符合“C”，并
1. 洗手和干手设施完好，护理人员洗手符合规范要求。
2. 新生儿暖箱、奶瓶、奶嘴有监测。
3. 高危新生儿和疑似传染病的新生儿采取隔离措施，标识清晰。
4. 有工作人员手细菌培养监测，并达标。
5. 有专人负责新生儿室的医院感染监控工作，有监测记录，定期分析和改进。</td><td>现场查督导记录和改进目标。</td></tr>
</table>

评审标准	评审要点	评审方法
	【A】符合“B”，并 对手卫生规范等制度的执行有监管，执行率≥95％，有持续改进的具体措施并记录。	对手卫生规范等制度的执行有监管，执行率≥95％。

第四章　护理质量管理范例及督查标准

第一节　三级综合医院护理质量管理范例

一、医院输血安全核查表

核查人　　　　日期

科室					
被核查护士					
1. 准确核对交叉配血报告单及血袋标签内容:(供血者的姓名、血型、血袋号、血液制品、剂量、复检血型结果;患者的姓名、病区、床号、住院号、血型、血型品种、剂量等与血袋上标签是否相符)					
2. 检查采血时间,血袋、血液制品及输血器质量					
3. 根据医嘱给予输血前准确用药并签字					

4. 两名医务人员带病历到床前核对:姓名、床号、住院号、血袋号、血型、交叉配血试验的结果、血液的种类、血量					
5. 输血前询问患者血型,在临时医嘱单上签执行者姓名和执行时间					
6. 输血速度宜慢,观察 15 分钟后,如无不良反应,根据病情调节滴速					
7. 定时巡视,观察输血不良反应					
8. 发生输血反应者,严格按照输血反应应急预案及流程处理					
9. 输血完毕后记录时间					
10. 输血器及血袋放置黄色垃圾袋并保留 24 小时					
完成率					
科室平均完成率					

备注:　　1＝完成　　2＝未完成　　3＝未涉及

二、________医院交接班核查表

核查人　　　　日期

科室					
被核查护士					
1. 病房环境清洁、整齐、安静					
2. 护理交班报告和物品、药品等交班簿齐全					

3. 常备药品、抢救药品、器材、仪器的数量符合标准,处于备用状态						
4. 做好交班前的自查工作						
5. 交班内容重点突出 1）患者总数,出入院、死亡、转科、分娩、手术和病危人数 2）新入院、危重、抢救、大手术患者的病情 3）有特殊检查处理、准备手术患者、希望下一班观察的内容						
6. 向接班者交代清楚:医嘱执行情况、重症护理记录、各种检查标本采集及处置完成情况、对尚未完成的工作向下一班交待						
7. 查看危重患者皮肤有无破损、治疗护理完成情况、各种导管固定引流情况						
8. 按时交接班						
完成率						
科室平均完成率						

备注:　　1＝完成　　2＝未完成　　3＝未涉及

三、________医院急救药械安全核查表

核查人　　　　　日期

科室							
被核查护士							
1. 急救车清洁，物品摆放整齐							
2. 急救物品、药品按一览表配备齐全							
3. 急救物品、药品无过期、失效或字迹模糊现象							
4. 急救药械做好“五定”(定点放置、定人保管、定品种数量、定期检查、定期维修)							
5. 急救仪器设备(监护仪、除颤仪、负压吸引器、呼吸囊、呼吸机)功能完好，处于备用状态							
6. 护士熟练掌握急救仪器使用							
7. 急救物品班班交接							
完成率							
科室平均完成率							

备注：　　1＝完成　　2＝未完成　　3＝未涉及

四、CCU 护士长岗位说明书

<table>
<tr><td colspan="4">一、岗位标识</td></tr>
<tr><td>岗位名称</td><td>CCU 副护士长</td><td>岗位编号</td><td>0101</td></tr>
<tr><td>所在部门</td><td>护理部</td><td>岗位定员</td><td>1</td></tr>
<tr><td>直接上级</td><td>心内科护士长</td><td>所辖人员</td><td>12</td></tr>
<tr><td>直接下级</td><td colspan="3">CCU 护士</td></tr>
<tr><td colspan="4">二、任职资格</td></tr>
<tr><td>教育水平</td><td>大学本科及以上学历</td><td>初任年龄</td><td>≤40 周岁</td></tr>
<tr><td>专业</td><td colspan="3">护理</td></tr>
<tr><td>职称</td><td colspan="3">主管护师及以上</td></tr>
<tr><td>经验</td><td colspan="3">7 年及以上心内科病房工作经历，5 年及以上 CCU 工作经历</td></tr>
<tr><td>知识</td><td colspan="3">具备心内科护理专业知识、心电图知识、管理知识</td></tr>
<tr><td>技能技巧</td><td colspan="3">具有较强的危重症抢救能力、人际沟通能力、协调能力、计划与执行能力；一定的教学能力、科研能力</td></tr>
<tr><td>素质要求</td><td colspan="3">品行端正、具有奉献精神</td></tr>
<tr><td colspan="4">三、岗位职责</td></tr>
<tr><td colspan="4">在护理部和科室主任的领导下负责 CCU 护理工作计划的制订、执行和监督工作，负责 CCU 日常管理工作，确保患者安全</td></tr>
<tr><td colspan="4">职责与工作任务：</td></tr>
</table>

<table>
<tr><td rowspan="4">职责一</td><td colspan="2">职责表述:组织制定 CCU 年度工作计划,经科室讨论同意后,负责组织实施</td></tr>
<tr><td rowspan="3">工作任务</td><td>根据医院发展要求和护理部计划,负责 CCU 护理工作计划和目标的确定</td></tr>
<tr><td>负责向心内科护士长汇报,请示批准 CCU 计划和目标</td></tr>
<tr><td>负责向 CCU 护士公布年度工作计划和目标,并开展工作,定期进行审核</td></tr>
<tr><td rowspan="5">职责二</td><td colspan="2">职责表述:负责 CCU 护理规章制度、护理常规、操作规程、预案和质量标准的制定,并及时更新完善</td></tr>
<tr><td rowspan="4">工作任务</td><td>根据卫生部要求和专科发展,负责建立、健全各项工作制度,具有可操作性</td></tr>
<tr><td>掌握 CCU 专业发展的动态,结合当前 CCU 的实际情况,负责制定与之相适应的 CCU 护理常规、操作规程、预案和专科质量标准,具有专业性和可操作性</td></tr>
<tr><td>负责对 CCU 护士培训护理规章制度、护理常规、操作规程、预案和质量标准</td></tr>
<tr><td>负责考核护士对 CCU 护理规章制度、护理常规、操作规程、预案和质量标准的掌握和落实情况</td></tr>
<tr><td rowspan="6">职责三</td><td colspan="2">职责表述:负责 CCU 护士的排班</td></tr>
<tr><td rowspan="5">工作任务</td><td>负责制定 CCU 护士入职资质要求</td></tr>
<tr><td>制定 CCU 护士资质情况一览表</td></tr>
<tr><td>根据 CCU 病人情况,按年资、能力、数量合理调配人力,弹性排班</td></tr>
<tr><td>在科室有突发事件,护士人力不足时,能替班</td></tr>
<tr><td>负责制定紧急情况下的人力调配方案,并能落实</td></tr>
</table>

<table>
<tr><td rowspan="6">职责四</td><td colspan="2">职责表述：负责落实 CCU 基础护理和专科护理工作，并全面负责 CCU 的护理工作质量和服务质量</td></tr>
<tr><td rowspan="5">工作任务</td><td>参加晨晚间护理，负责检查落实晨晚间护理质量</td></tr>
<tr><td>负责落实每日重点检查项目，重点环节的质量监控，有记录</td></tr>
<tr><td>每月全面检查 CCU 护理质量，有记录</td></tr>
<tr><td>每月进行患者满意度调查，召开公休座谈会，有记录</td></tr>
<tr><td>每月对护理工作质量和服务质量有总结、有分析、有反馈，有改进措施，有跟踪评价，有记录</td></tr>
<tr><td rowspan="9">职责五</td><td colspan="2">职责表述：负责 CCU 危重患者的护理安全</td></tr>
<tr><td rowspan="8">工作任务</td><td>每日参加交接班，检查危重患者的护理情况</td></tr>
<tr><td>参加并指导危重及抢救患者的护理</td></tr>
<tr><td>负责各种监护及抢救仪器设备功能完好</td></tr>
<tr><td>每周至少一次随同主任医师查房，了解医疗对护理工作的要求</td></tr>
<tr><td>参加科内组织的会诊及新开展的手术前、疑难病例、死亡病例的讨论</td></tr>
<tr><td>负责对 CCU 护理疑难病例提出会诊申请，邀请有关专家讨论</td></tr>
<tr><td>每季度组织一次护理查房</td></tr>
<tr><td>对有压疮、跌倒/坠床、脱管等高风险的患者护理进行追踪评价</td></tr>
<tr><td rowspan="7">职责六</td><td colspan="2">职责表述：负责督促落实 CCU 各级护理人员的培训、考核工作</td></tr>
<tr><td rowspan="6">工作任务</td><td>根据护理部分层次教学管理要求，推荐各层次教学老师</td></tr>
<tr><td>为护士、护生及进修人员创造良好的学习环境</td></tr>
<tr><td>督促、检查带教老师制定各层次护理人员的培训计划、学习内容</td></tr>
<tr><td>每月组织一次科内的大型业务学习</td></tr>
<tr><td>参加学生出科前的座谈会</td></tr>
<tr><td>参与科内分层次教学工作，解决教学中的问题；帮助护士成长</td></tr>
</table>

职责七	职责表述:负责 CCU 护理新技术、新业务的引进,组织开展护理科研工作	
	工作任务	负责配合医生开展新技术
		负责制定新技术的护理常规
		负责对护士进行新技术、新业务的培训
		任期内组织申报一项护理科研项目
职责八	职责表述:负责 CCU 护士的绩效考核工作	
	工作任务	负责对所分管护士的考勤
		负责护士工作质量的评价
		根据护士工作岗位、工作量、工作质量,进行绩效分配,体现"公平公正"的原则
职责九	职责表述:负责 CCU 仪器设备、物资、药品管理	
	工作任务	负责各种仪器设备功能完好
		负责每月向心内科护士长提交物品请领计划,及时补充物资
		负责 CCU 急救和夜间备用药品基数的确定
		定期检查物资、药品,防止积压、过期
职责十	职责表述:负责协调护士的各种关系	
	工作任务	负责协调护患关系,解决科内护患矛盾。对于不能处理的及时报告上级
		负责协调护士与护士之间的关系,创造良好的工作氛围
		负责协调护士与医生及其他相关科室关系,使护理工作顺利进行

<table>
<tr><td rowspan="3">职责十一</td><td colspan="2">职责表述：定期总结科室工作，不断改进</td></tr>
<tr><td rowspan="2">工作任务</td><td>每月至少召开一次护士会，听取护士意见</td></tr>
<tr><td>每年对照科室护理工作目标、任务进行总结，并对存在的问题提出改进意见，列入下一年度的计划</td></tr>
<tr><td>职责十二</td><td colspan="2">职责表述：完成心内科护士长授权的工作及医院交付的其他工作和指令性工作</td></tr>
<tr><td colspan="3">四、工作标准</td></tr>
<tr><td colspan="3">1. 根据护理部、科室工作目标及计划，完成科室工作，计划目标落实率≥90％</td></tr>
<tr><td colspan="3">2. 按时做好护理质量督察工作，保证护理质量达标</td></tr>
<tr><td colspan="3">3. 落实责任制整体护理，令患者满意</td></tr>
<tr><td colspan="3">4. 合理安排护士班次，公平公正绩效考核，营造和谐团队氛围，使护士满意</td></tr>
<tr><td colspan="3">5. 无护理事故发生</td></tr>
<tr><td colspan="3">五、权力</td></tr>
<tr><td colspan="3">1. 有调配本科室护士的权力</td></tr>
<tr><td colspan="3">2. 有决定科室护理工作计划的权力</td></tr>
<tr><td colspan="3">3. 有科内物资请领的权力</td></tr>
<tr><td colspan="3">4. 有对科室护士进行绩效考核、分配的权力</td></tr>
<tr><td colspan="3">六、工作协作关系</td></tr>
<tr><td colspan="2">内部协调关系</td><td>科内护士、医生，其他科室的医务人员，院内各职能部门</td></tr>
<tr><td colspan="2">外部协调关系</td><td>患者、患者家属、探视者、外包公司</td></tr>
<tr><td colspan="2">七、工作环境</td><td>CCU 病房</td></tr>
<tr><td colspan="2">八、工作时间</td><td>每周 40 小时，正常工作时间，根据工作情况加班或上夜班</td></tr>
</table>

五、责任护士岗位说明书

<table>
<tr><td colspan="4">一、岗位标识</td></tr>
<tr><td>岗位名称</td><td>责任护士</td><td>岗位定员</td><td>科室根据护理部目录填写</td></tr>
<tr><td>所在部门</td><td>科室根据护理部目录自己填写</td><td>晋级方向</td><td>N1～N5 护士</td></tr>
<tr><td>直接上级</td><td>护士长</td><td rowspan="2">分管患者数(上限)(人／每天)</td><td rowspan="2">特级:2 人
一级:8 人
二级:10 人
三级:15 人</td></tr>
<tr><td>分管床位数(上限)(人)</td><td>10 人</td></tr>
<tr><td>工作时间</td><td>每周正常工作时间 40 小时</td><td>岗位分析日期</td><td>2011－12－16</td></tr>
<tr><td colspan="4">二、任职资格</td></tr>
<tr><td>教育水平</td><td>大专及以上学历</td><td>履职要求</td><td>在院注册护士</td></tr>
<tr><td>专业</td><td colspan="3">护理</td></tr>
<tr><td>知识</td><td colspan="3">具备临床护理专业知识,病房管理知识</td></tr>
<tr><td>技能技巧</td><td colspan="3">具有较强的人际沟通能力、协调能力、计划与执行能力</td></tr>
<tr><td>素质要求</td><td colspan="3">具有良好的职业道德素质和团队合作精神,工作细心、周到、耐心,有较强的服务意识和奉献精神,熟悉医疗行业相关的各项法律和法规</td></tr>
<tr><td colspan="4">三、岗位职责</td></tr>
<tr><td colspan="4">本职:在本班次时段内全面负责分管病人的各项护理工作。执行分管病人的各种生活护理、治疗护理、专科护理、心理护理、健康宣教与康复指导等;配合医生进行治疗、查房等工作;按时巡视病房以掌握分管病人的病情变化</td></tr>
</table>

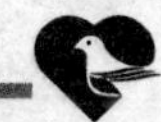

<table>
<tr><td colspan="3">职责与工作任务：</td></tr>
<tr><td rowspan="6">职责一</td><td colspan="2">职责表述：床头交接班掌握当日病人总数，死亡、出院、入院、手术、重病人、病情有变化人数及病情，陪住情况，治疗，管路、皮肤、病人安全，特殊检查情况等</td></tr>
<tr><td rowspan="3">工作任务
（晨交接）</td><td>提前15分钟上岗。参加晨交班，与夜班护士进行床头交接班，掌握本组病人病情，当日检查病人、项目及完成情况，晨间护理按质量完成</td></tr>
<tr><td>确保医疗用物齐全，物品交接及时、正确</td></tr>
<tr><td>核对当日病人所需做的治疗项目</td></tr>
<tr><td rowspan="2">工作任务
（晚交接）</td><td>交班前记录当日工作情况及患者的病情，与护士长及下一班护士进行床边交班</td></tr>
<tr><td>确认物品交接及时、正确</td></tr>
<tr><td rowspan="5">职责二</td><td colspan="2">职责表述：生活护理</td></tr>
<tr><td rowspan="4">工作任务</td><td>执行患者生活护理工作，做好基础护理，保证患者的安全舒适和隐私保护</td></tr>
<tr><td>准备好新病人床单位，协助病人订餐、更衣、有序放置物品，24小时内做到七洁</td></tr>
<tr><td>协助患者进食，征询患者对饮食的意见并转告营养室</td></tr>
<tr><td>按时测量并记录各项生命体征及其他所需数据，保持各项记录的完整与准确，做好预防压疮、肺部感染等护理并发症</td></tr>
</table>

<table>
<tr><td rowspan="7">职责三</td><td colspan="2">职责表述:治疗护理及辅助工作</td></tr>
<tr><td rowspan="6">工作任务</td><td>严格执行查对制度</td></tr>
<tr><td>正确执行患者治疗性工作,完成病人的各种长期、临时治疗、检查、化验、手术前准备、术后护理等</td></tr>
<tr><td>本科室分管病人专科特殊治疗(科室自己填写)</td></tr>
<tr><td>口服药做到看服到口</td></tr>
<tr><td>参与和指导急危重病人抢救配合,熟练地保养、使用各种急救器材及药物</td></tr>
<tr><td>操作完毕后物归原处,并保持清洁</td></tr>
<tr><td rowspan="5">职责四</td><td colspan="2">职责表述:专科护理(科室自己根据具体情况填写)</td></tr>
<tr><td rowspan="4">工作任务</td><td></td></tr>
<tr><td></td></tr>
<tr><td></td></tr>
<tr><td></td></tr>
<tr><td rowspan="4">职责五</td><td colspan="2">职责表述:心理护理与健康指导</td></tr>
<tr><td rowspan="3">工作任务</td><td>根据入院评估单及科室病人特点收集病人心理、社会、文化等资料</td></tr>
<tr><td>采取有效的沟通方式,获取有效信息,并及时采取有针对性的护理,获取社会支持力量,帮助患者调节情绪,应对压力,配合治疗</td></tr>
<tr><td>根据临床路径、护理常规,为患者提供健康指导、出院指导,帮助患者肢体功能锻炼</td></tr>
</table>

职责六	职责表述:巡视病房,保证病人安全	
	工作任务	巡视病房,严密观察病情变化,随时报告,保障病人安全
		评估病人安全隐患,为病人制定安全防护措施(如防坠床、防跌倒、约束等)
		认真执行探视陪住制度,主动巡视,与病人家属沟通并取得配合
		听取患者意见,随时了解并满足患者的需求
		参与病房管理,确保病区环境整洁、安静
职责七	职责表述:处理病人出、入院	
	工作任务	热情接待新患者,在患者入院 2 小时内进行入院评估和入院宣教,按分级护理做好记录
		为出院病人进行出院指导,告之患者及家属办理出院手续流程,征求病人意见
		协助出院病人整理物品、办理出院手续,送病人出病区
		撤销治疗单、服药单及整理出院病历,医嘱单签字,更换床单位,做好终末消毒
职责八	职责表述:配合医生	
	工作任务	配合医生进行各项有创操作。参加主任、主治医生查房,全面掌握所负责病人尤其重病人的诊断、病情、治疗工作等
		遇危重病人抢救时,加强各班之间协作,积极配合医生抢救
		随时掌握、了解患者的病情变化,征求医生对护理的要求和建议

六、一级护理质量评价标准

项目	质量标准	分值	扣分标准
查一级护理 20%的病人，其中至少一名新病人		100	≥90 分为合格标准
管理与设备（5 分）	护士岗位资质符合要求。抢救药械、设备（抢救车，吸引、吸氧相应配套物品，各种记录卡）齐全、完好	5	由本院注册责任护士负责，进修和试用期护理人员须在注册护士的指导下工作，一处不符合要求扣 2 分
基础护理（20 分）	床单位整洁、干燥、无污渍，无多余物品	5	一处不符合要求扣 2 分
	三短：头发、胡须、指（趾）甲	5	一人一次一项不合理扣 2 分
	七洁：面部、口腔、皮肤、头发、手足、会阴、肛门清洁	5	一处不洁扣 1 分
	患者卧位舒适，保持良好功能位	5	一人不合要求扣 1 分
病情观察与监护措施（45 分）	按照病情要求至少每小时巡视病房一次，观察病情，有效解决需求	10	未按时巡视病房扣 2 分，未能帮助患者解决需求扣 4 分
	根据专科护理常规执行	5	专科护理一项不到位扣 3～5分
	用药及时准确，安排合理（时间、顺序、滴速、方法等）	5	时间超过规定治疗时间 2 小时，每人次扣 2 分 实际与记录不符扣 2 分，未按病情与医嘱治疗全扣

项目	质量标准	分值	扣分标准
	输液通畅、无外渗，特殊用药输液卡记录清晰准确，留置针护理符合要求	7	输液不畅扣2分；有外渗（普通药物扣2分，特殊药物扣5分，重病房病人扣5分）；记录不准确扣2分；留置针护理不符合要求扣2分
	患者按医嘱接受各种治疗到位（如口腔护理、会阴擦洗、吸氧、雾化、鼻饲、气管切开、换药等），实际操作与记录相符	5	一人不合要求扣1分
	各种引流管道通畅、无扭曲，管壁清洁，有标识，位置正确并妥善固定，观察引流物的颜色、量、性质，及时更换，定时倾倒引流物	5	引流不畅扣2分，外观不洁扣1分 无标识扣2分，位置有误扣1分 8AM后一人次未更换扣2分
	重症患者及大手术患者72小时内班班记录，病情变化随时记录，记录与病情相符	8	一项记录不准确扣2分
患者安全（20分）	根据病情有安全评估并有相应措施，无护理不当导致的并发症（烫伤、压疮、坠床/跌倒、口腔炎）	5	发生一项扣2分
	有安全警示、护理措施到位	5	一人不合要求扣1分
	安全评估正确；有针对性护理措施；带入压疮和不可避免压疮有上报表，每天必须有一次皮肤情况追踪记录，压疮评分每周1～2次	5	一人不合要求扣1分
	注意保护患者隐私	5	

项目	质量标准	分值	扣分标准
交接班 (10分)	掌握十知道内容	5	缺一项扣1分
	执行交接班规范,体现连续性和动态性	5	

备注:一级护理适用范围:病情随时可能发生变化的重症患者;手术后需要严格卧床的患者;生活完全不能自理且病情不稳定的患者。

七、二级护理质量评价标准

项目	质量标准	分值	扣分标准
查所有二级护理病人		100	≥90分为合格标准
管理设备 (10分)	护理岗位资质符合要求。抢救药械、设备(抢救车,吸引、吸氧相应配套物品,各种记录卡)齐全、完好	5	由本院注册责任护士负责,进修和试用期护理人员为患者提供生活护理,其他工作必须在注册护士的指导下进行,不符合要求扣2分。
基础护理 (20分)	床单位整洁、舒适	5	一处不符合要求扣2分
	根据患者自理能力协助部分生活护理	5	一处不合要求扣1分
	三短:头发、胡须、指(趾)甲	5	一人一次一项不合理扣2分
	七洁:面部、口腔、皮肤、头发、手足、会阴、肛门清洁	5	一处不洁扣1分
病情观察与相关治疗 (40分)	按照病情至少每2小时巡视病房一次,观察病情,有效解决需求	10	未按时巡视病房扣2分,未能帮助患者解决需求扣4分
	用药及时准确,安排合理(时间、顺序、滴速、方法等)	10	一人一次一项不合理扣2分,用药错误扣8分

项目	质量标准	分值	扣分标准
	输液通畅、无外渗，特殊用药输液卡记录清晰准确，留置针护理符合要求	10	输液不畅扣2分；有外渗（普通药物扣2分，特殊药物扣5分）；记录不准确扣2分；留置针护理不符合要求扣2分
	每3天至少记录一次，病情变化随时通知医师处理并记录	10	一项记录不准确扣1分
患者安全（20分）	有安全警示的护理措施到位	10	一人不合要求扣1分
	无护理并发症或不良事件发生（烫伤、压疮、坠床、跌倒、口腔炎）	10	发生一起扣3分
健康指导（10分）	运用多种形式针对病人不同需要进行健康教育。重点入院指导、住院过程健康教育及出院指导	10	漏一项扣1分

备注：二级护理适用范围：生活能部分自理，病情稳定，仍需卧床的患者。

八、卫生部优质护理检查评价表

三级医院优质护理服务检查评价表（总分100分）

医院名称：　　　　　　　　　　　总得分：

检查项目	检查内容及分值	检查方法	得分
医院组织领导（10分）	（一）医院高度重视优质护理服务工作，切实加强组织领导（4分） 1. 医院成立由“一把手”院长任组长的优质护理服务领导小组（1分） 2. 领导小组成员符合工作需要（0.5分），至少包括人事、财务、后勤等部门（0.5分）	查阅2010年以来的医院文件、办公会记录、院长查房记录等 访谈2位院领导采取主要措施的情况	

检查项目	检查内容及分值	检查方法	得分
	3. 根据推进优质护理的不同阶段，及时召开会议，听取工作汇报，研究改进措施(1分) 4. 院领导定期进行行政查房(0.5分)，协调相关部门解决问题(0.5分)		
	(二) 制定并落实工作方案(3分) 1. 医院有切合实际、具有可操作性的工作方案(1分) 2. 工作方案有明确的工作目标、进度安排、重点任务、相关政策、保障措施(1分) 3. 医院各部门分工明确，有具体的工作职责或措施(1分)	查阅工作方案查阅有关文件	
	(三) 制定并落实护理管理人员和护理骨干的培训制度(3分) 1. 医院有各级关于护理管理人员和护理骨干(重点是新护士和专科岗位护士)培训的工作方案或计划(1.5分) 2. 有具体的培训安排、培训内容、经费保障和相关规定(1分) 3. 有培训的实施记录(0.5分)	查阅近3年在职培训工作计划、实施记录 护理管理人员、新护士、专科岗位护士的培训制度少一项各扣0.5分	
临床护理管理(30分)	(一) 建立完善的护理管理组织体系，落实护理管理职责(4分) 1. 根据《护士条例》和医院功能任务，实行护理部主任、科护士长、病区护士长三级护理管理或护理部主任、病区护士长两级护理管理(0.5分) 2. 制定本医院护理工作发展规划(0.25分)和年度工作计划(0.25分)	查阅有关文件 抽查1位护理部工作人员掌握职责分工、规划计划和贴近临床的情况	

<table>
<tr><th>检查项目</th><th>检查内容及分值</th><th>检查方法</th><th>得分</th></tr>
<tr><td></td><td>3. 护理部分工合理、职责明确，有体现护理工作贴近临床的具体措施(2分)
4. 护理部对临床科室开展优质护理服务进行检查考核(0.5分)
5. 对护士长有明确考核内容(0.5分)</td><td>抽查3名护士长询问护理部、科护士长贴近临床情况</td><td></td></tr>
<tr><td></td><td>(二) 建立、健全护理工作规章制度、规范及标准(3分)
根据责任制整体护理要求和《临床护理实践指南(2011版)》，制(修)订以下内容：
1. 医院护理工作规章制度(1分)
2. 常用临床护理技术服务规范、操作规程和标准(1分)
3. 各类疾病护理常规(1分)</td><td>随机抽查护理部的规章制度和规范、标准的制(修)订情况
是否体现责任制整体护理和《指南》要求</td><td></td></tr>
<tr><td></td><td>(三) 制定护士的分层管理制度，体现能级对应(3分)
1. 根据工作能力、技术水平、工作年限、职称和学历等要素，对护士分层管理(1分)
2. 护士分层管理，每一个护士均对工作负责，依法执业(0.5分)
3. 对每一层级均有明确的划分标准、能力要求和工作职责(1分)
4. 对护士的培养培训也按照层级要求进行(0.5分)</td><td>查看有关文件
抽查3名护士分层管理情况，着重体现工作能力和技术水平</td><td></td></tr>
<tr><td></td><td>(四) 建立护士岗位责任制，探索实施护士的岗位管理(3分)
1. 制定各级各类护士的岗位职责、工作标准和工作流程(2分)
2. 制定各级各类护士的护理质量考核标准(1分)</td><td>查阅岗位管理制度、岗位职责与能级相对应各类护士考核标准</td><td></td></tr>
</table>

检查项目	检查内容及分值	检查方法	得分
	(五) 建立并完善科学的绩效考核制度,调动护士工作积极性(8 分) 1. 根据责任制整体护理要求,制(修)订护士绩效考核制度(2 分) 2. 绩效考核侧重护士的实际工作能力,包括:护理工作数量、质量、技术难度、患者满意程度等(2 分) 3. 将绩效考核结果与护士的收入分配、职称晋升、学习进修、奖励评优等结合(2 分) 4. 充分体现多劳多得、优绩优酬(2 分)	查阅绩效考核制度或方案、责任制整体护理要求 询问 3 位不同级别护士对绩效考核的满意程度	
	(六) 根据护理工作量、患者病情和床位使用率(加床情况),合理配置护理人力,可动态达到以下标准(6 分) 1. 临床一线护士占全院护士总数的比例≥95%(1 分) 2. 全院病区护士与实际开放床位比≥0.4:1(1 分) 3. ICU 床护比达到(2.5～3):1(1 分) 4. 手术室护士与手术床之比≥3:1(1 分) 5. 母婴同室、新生儿床护比≥1:0.6(1 分) 6. NICU、PICU 床护比达到 1:(1.5～1.8)(1 分)	查阅护理人力资源配置方案,各科室的护士配置和加床时增加护士的配置方案 查 3 个加床最多科室配置情况	

检查项目	检查内容及分值	检查方法	得分
	(七) 合理调配护士人力,满足临床工作需要(3分) 1. 护理部管理全院护士信息,掌握全院护理岗位和护士分布情况(1分) 2. 护理部制定护士人力调配方案或措施,可以对全院护士进行调配(0.5分) 3. 科护士长、病区护士长分别可以在科室、病房层面调配护士(各0.5分) 4. 有机动护士人力资源库或应急护理小组,并能够在应急时期进行调配(0.5分)	查看护士岗位设置及分布 查看人力调配方案、调配记录、机动护士名单及使用情况	
临床护理服务(45分)	(一) 病房管理有序(3分) 1. 医院或科室有病房管理制度和探视管理制度(1分) 2. 病房环境安全、整洁(1分) 3. 不依赖患者家属或家属自聘护工护理患者(1分)	实地查看病房环境	
	(二) 公示并落实服务项目(3分) 1. 根据《综合医院分级护理指导原则(试行)》,结合科室专科实际,细化分级护理标准和服务内涵(1分) 2. 细化后的内容能够充分体现本科室疾病特色(1分) 3. 将细化后的内容在病房的醒目位置公示(1分)	实地查看3个病房的有关情况	

检查项目	检查内容及分值	检查方法	得分
	(三) 改革护理分工方式,实行责任制整体护理模式(10分) 1. 病房实行责任制分工方式,根据患者病情、护理难度和技术要求,对护士进行合理分工(2分) 2. 责任护士职责清晰(1分),分工实现扁平化,使有资质的护士独立分管患者(1分) 3. 每名责任护士平均负责患者数量不超过8个(2分) 4. 护理量大或一级护理患者较多的病房,护士人数适当增加(2分) 5. 护士排班体现根据患者需要和尊重护士意愿,减少交接班次数;保证夜班、节假日的护理人力(2分)	抽查内科、外科各2个病房的排班 1个病房未体现责任制整体护理模式的,扣5分 每个病房询问护士长、不同年限护士共3人对责任制分工方式的掌握情况	
	(四) 全面落实责任制整体护理工作职责(17分) 1. 责任护士的工作内容应当包括:病情观察(0.5分)、基础护理(0.5分)、治疗(0.5分)、康复(0.5分)和健康指导(0.5分)等 2. 根据患者的个体情况,提供有针对性、个性化的护理服务(1.5分)	抽查内科、外科各2个病房;请每个病房2个责任护士陈述每日工作内容和流程,每人少一项扣0.5分	

检查项目	检查内容及分值	检查方法	得分
	3. 责任护士每天评估患者,掌握所负责患者的诊疗护理信息,有效开展健康教育、康复指导和心理护理 (1) 一般资料:床号、姓名、性别、年龄、主管医师(1分) (2) 主要诊断、第一诊断(1分) (3) 主要病情:住院原因、目前身体状况、临床表现、饮食、睡眠、大小便、活动情况、心理状况等(2分) (4) 治疗措施:主要用药和目的、手术名称和日期(2分) (5) 主要辅助检查的阳性结果(1分) (6) 主要护理问题及护理措施(1分) (7) 病情变化的观察重点(1分) 4. 患者的护理级别和病情、自理能力相符(1分) 5. 护士长每天评估科室重点患者(1分),有调整护士的原则(1分),有指导护士的规定(1分)	对照病历检查内科、外科各2个病房各2名责任护士,对所负责各3名患者情况的掌握程度 抽查2名患者 抽查2名护士长	
	(五) 不断提高患者满意度(4分) 1. 患者知晓自己的责任护士,对责任护士服务满意(1分) 2. 定期进行患者满意度调查;调查内容客观,调查资料可信度高(1分) 3. 根据患者反馈意见,采取可持续改进的措施(1分) 4. 对患者的投诉进行调查处理(1分)	随机询问3名患者 查阅满意度调查资料和改进措施的记录与落实 查阅投诉的调查处理记录	

检查项目	检查内容及分值	检查方法	得分
	(六) 规范护理文件书写(6分) 1. 制定医院护理文件书写规范、质量控制和考核标准(1分) 2. 完善各专科护理记录,突出专科特点(1分) 3. 护理文件书写客观、真实、准确、及时、完整,字迹清晰,使用医学术语(1分) 4. 采用表格式护理文书(1分) 5. 护士每班书写时间不超过30分钟(1分) 6. 护理部对全院护理文书定期进行质量检查、分析评价、指导改进(1分)	查阅护理文件书写和管理的相关规定 抽查2份护理记录 询问2名护士,有1名护士的书写时间超过30分钟,直接扣完1分;查阅资料	
	(七) 规范管理护理员(2分) 1. 建立完善的护理员管理制度,明确岗位职责,加强培训、考核和调配(1分) 2. 护理员协助护士完成非技术性照顾患者工作;不得从事重症监护患者和新生儿的生活护理,不得从事护理技术工作(1分)	适用于有护理员的病房,如无护理员此项得满分。查看制度及1名护理员操作	
支持保障措施(15分)	(一) 改善护士工作条件和待遇(9分) 1. 落实《护士条例》中规定的护士合法权益,实行同工同酬 (1) 执行国家有关工资、福利待遇的规定(1分) (2) 为本医院护士足额缴纳社会保险费用(1分) (3) 对从事直接接触有毒有害物质、有感染传染病危险工作的护士,按照国家规定给予津贴(1分)	抽查医院护士工资、奖金情况一览表 询问2名护士工作条件和待遇的改善情况	

检查项目	检查内容及分值	检查方法	得分
	(4) 加强护士的职业防护，保障职业安全(1分) 2. 提高临床一线护士福利待遇 (1) 护士收入分配、职称晋升、学习进修、奖励评优等向临床一线倾斜(2分) (2) 护士的收入较开展优质护理服务之前有明显增加(2分) (3) 改善临床护士的工作条件(1分)		
	(二) 完善支持保障系统(6分) 1. 医院消毒供应中心能够为病房提供下收下送服务(2分) 2. 病房使用的口服药品、静脉用药等由医院统一配送(2分) 3. 患者陪检、送标本不需护士负责(1分) 4. 医院补充护理辅助用具，方便临床使用(1分)	现场检查具体措施落实情况 查阅相关资料	

注：1. 本表对每项检查内容进行了分值细化，如未能符合要求，则扣去相应分值，扣完为止。
2. 个别不易掌握的，已标出扣分标准。

九、患者入院护理评估单

(一) 患者入院护理评估记录单

姓名________ 性别_____ 年龄_____ 科别(病区)_________ 床号____
住院号__________

一、一般资料

家庭社会情况：民族___ 职业_____ 文化程度___ 婚姻状况：未婚 已婚 离婚
联系地址、联系人及电话__________________________________
入院日期：_____年___月___日___时 入院方式：步行 轮椅 平车 其他____
入院原因____

入院诊断______

既往史：高血压　心脏病　糖尿病　脑血管病　手术史　精神病　其他______

过敏史：无　有，药物______　食物______　其他______

二、护理评估

神志：清楚　嗜睡　意识模糊　昏睡　浅昏迷　深昏迷　痴呆

表情：正常　淡漠　痛苦　紧张

情绪：稳定　易激动　恐惧　焦虑　抑郁

视力：正常　视力缺失　失明　其他______

听力：正常　重听　失聪　其他______

沟通能力：沟通方式：语言　文字　手势　　理解能力：良好　一般　差

口腔黏膜：正常　充血　破损　霉菌感染　溃疡　义齿：无　有

皮肤：正常　水肿　黄疸　苍白　紫绀　皮疹　瘀斑　搔痒

　　压疮：无　有，部位______范围______

排泄情况：小便：正常　失禁　尿频　尿少　尿急　尿痛　尿潴留　尿管　造口　其他____

　　　　　大便：正常　失禁　便秘　黑便　造口　腹泻，____次/日其他______

日常生活功能评估：

无需依赖（100 分）　轻度依赖（60－99 分）　中度依赖（41－59 分）　重度依赖（≤40 分）

Braden 评分______分；Morse 评分______分；管道滑脱评分______分

（注：所有入院患者均需进行前三项评估，多于两个管道的患者需进行第四项评估）

体型：正常　肥胖　消瘦　恶液质

饮食：正常：咸、甜、辛辣、油腻、清淡、其他______，忌食______

　　异常：食欲不振　吞咽困难　咀嚼困难　恶心　呕吐

生活习惯：吸烟：否　是______支/天　饮酒：否　是______两/天

睡眠：正常　入睡困难　多梦　易醒，每日睡眠____小时；药物辅助睡眠：无　有

家属态度：关心　不关心　过于关心　无人照顾

三、宣教

床位医生　责任护士　病房环境　病房制度　探视规定及时间　膳食安排　心理疏导　其他：

四、护理计划

（包括根据医嘱执行的医护合作计划和根据护理评估或患者症状护士自主执行的计划）

护士签名：

（二）日常生活功能评估—如果总分<60分，需要协助完成日常生活

日常活动项目	独立	部分独立或需要部分帮助	需要大帮助	完全依赖
进餐	□ 10	□ 5	□ 0	
洗澡	□ 5	□ 0		
修饰（洗脸、刷牙、刮脸、梳头）	□ 5	□ 0		
穿衣（包括系鞋带等）	□ 10	□ 5	□ 0	
可控制大便	□ 10	□ 5（每周小于1次失控）	□ 0（失控）	
可控制小便	□ 10	□ 5（每24h小于1次失控）	□0（失控）	
用厕（包括擦净、整理衣裤、冲水）	□ 10	□ 5	□ 0	
床旁椅转移	□ 15	□ 10	□ 5	□ 0
平地行走45m	□ 15	□ 10	□ 5	□ 0
上下楼梯	□ 10	□ 5	□ 0	
总分：____分				

（三）Morse跌倒评估量表

1. 跌倒史（近3个月内有发生）	否 0分 □	是 25分 □
2. 超过一个医学诊断	否 0分 □	是 15分 □
3. 行走辅助		
卧床休息/需要护士照顾	0分 □	
使用拐杖、手杖、助行器	15分 □	
扶靠家具行走	30分 □	

4. 静脉输液中/使用静脉留置针	否　0分 □　　　是　20分 □
5. 步态	
正常/卧床/不能活动	0分　□
双下肢虚弱无力	10分　□
残疾或功能障碍	20分　□
6. 认知状态	
认知正常　0分 □　高估自己活动能力或忘记自己受限制　15分 □	
使用降压药、镇静药等特殊药物或麻醉反应　是 □　否 □	
总分:________分	

注:评分总分>45分,为跌倒高危患者,得分越高风险越大,需执行相关的防护措施。

(四) Braden 压疮风险评分表

评分内容	评分依据				
	1分	2分	3分	4分	得分
感觉:对压迫有关的不适感受能力	完全丧失	严重丧失	轻度丧失	未受损	
潮湿:皮肤暴露于潮湿的程度	持久潮湿	十分潮湿	偶尔潮湿	很少发生潮湿	
活动:身体活动程度	卧床不起	局限于椅上	偶尔步行	经常步行	
活动能力改变和控制体位的能力	完全不能	严重限制	轻度限制	不受限	
营养:通常摄食状况	太差	不足	适当	良好	
摩擦力和剪切力	有	有潜在危险	无	无	
总分:________分					

（五）管道滑脱危险因素评估表

项目	危险因素	分值	有/无	项目	危险因素	分值	有/无
Ⅰ类导管	胸管	3		Ⅲ类导管	导尿管	2	
	T管	3			胃管	2	
	口鼻插管	3			输液管	2	
	动静脉插管	3			吸氧管	2	
	气管切开导管	3		意识	轻度烦躁	2	
	脑室引流管	3			中度烦躁	3	
Ⅱ类导管	双套管	2			重度烦躁	5	
	负压球	2			意识不清	2	
	深静脉导管	2		其他	幼儿	5	
	三腔管	2			呃逆	2	
	造瘘管	2			呛咳	2	
					肥胖(颈部短)	2	
总计：____分							

注：总分大于或等于13分有管道滑脱危险(请在相应危险因素一栏打"√")。

十、围手术期护理评估制度与应急预案

（一）围手术期护理评估制度

(1) 为了确保围术期病人安全，通过询问病史、体格检查、辅助检查等途径，对患者生理、心理、社会、经济状况、病情程度、全身状况支持能力等进行综合评估。

(2) 执行围术期评估是本院注册护士或经授权的人员。

(3) 围术期评估包括术前评估、术中评估和术后评估。术前主要评估患者对疾病和手术的认知程度、配合情况及适应术后变化的训练掌握情况等；术中主要评估患者的病情、意识状态、全身情况、配合程度、各种仪器设备功能与安全、病人体位摆放情况；术后主要评估患者重要脏器功能、生命体征、引流管、伤口状况等。

(4) 术前、术后各项评估分别在术前一日和术后回病房即刻评估，记录于《围手术期护理记录单》中。术中评估贯穿于手术过程,记录于《手术护理记录单》中。

(5) 护理部至少每半年对围术期评估制度的执行情况进行一次督查、分析和反馈。

(二) 围手术期护理应急预案

1. 手术前护理应急预案

1) 术前血压升高延迟手术的应急预案

(1) 安慰患者和家属,讲解血压升高对手术的不利影响;

(2) 遵照医嘱使用降压药物,严密观察血压变化;

(3) 恢复手术前的饮食、治疗与护理;

(4) 根据患者心理特点给予术前心理护理,预防术前血压再次升高;

(5) 查找血压升高的原因,采取针对性措施预防手术再次推迟。

2) 手术室资源不足情况下应急预案

手术室是医院急危重症病人治疗和抢救的重要场所,担负着抢救生命、麻醉与复苏和安全照护的重要责任。当自然灾害、灾难事故、突发公共卫生事件和突发社会安全事件发生时,手术室应当第一时间积极响应医院的统一部署,并快速组织人员、设备、仪器、卫生材料等,保障抢救治疗工作的顺利、有效开展。

(1) 手术室护士应人人掌握 CPR 技术,科室通过各种方式对护士进行各类急救技术培训并使手术室护士能够熟练掌握,应组织各项突发事件应急演练。

(2) 手术室应 24 小时保证急救设备和用物的充足,并处于功能良好状态。

(3) 当发生上述紧急事件时,手术室各级各类人员应当无条件接受医院的统一部署,科护士长负责全院各片区手术室人力、物力资源的统一调配,组织抢救。各片区手术室护士长负责各自行政区内的人力、物力资源调配,组织抢救。

(4) 手术室各级护士的调动顺序为:当值护士—副(备)班护士—居住地距离医院较近的护士—居住地距离医院较远的护士。

(5) 当人力、物力资源不足时,各手术室人力、物力资源可统一调配,不得以任何借口推诿和阻挠。如因推诿和阻挠发生不良后果,将追究当事人责任。

2. 手术中应急预案

1) 手术患者发生呼吸心跳骤停时的应急预案

(1) 患者进入手术室,在手术开始前发生心跳呼吸骤停,应立即:① 通知麻醉与手术医生,配合麻醉医生与手术医生进行 CPR;② 同时立即建立静脉通道,必要

时开放两条静脉通道,快速备好急救药物;③ 根据医嘱应用抢救药物,严格查对,保留空安瓿,据实记录抢救过程;④ 必要时备开胸按压器械辅助行开胸按压术。

(2) 术中出现心跳骤停时:① 紧急处理术野出血,暂停手术;② 配合术者及麻醉医生行胸外按压;③ 紧急气管插管辅助呼吸,必要时再开放一路静脉通道;④ 应用抢救药物时严格查对,保留空安瓿;⑤ 准确记录抢救过程。

2) 手术病人休克的应急预案

(1) 手术病人发生休克时,立即汇报手术医生和麻醉师。

(2) 准备好抢救药品和用物,必要时增加开放静脉通道,或行深静脉穿刺监测 CVP。

(3) 报告护士长,组织人力积极配合抢救。

(4) 分析休克原因:若为过敏性休克立即停药,并保留药物安瓿;待病人稳定后填写"药物不良反应报告卡",上报药剂科。若为失血性休克应积极止血,备血,采取补充血容量,纠酸,防止肾衰等措施。

(5) 严密观察病人生命体征、尿量等,并详细记录抢救过程。

3) 术中物品清点不符时应急预案

(1) 仔细查找,包括手术台、器械车、鞋底、污敷料、手术衣、垃圾袋、吸引器瓶、手术间各角落。

(2) 立即报告术者,暂停手术,协助在术野查找。报告护士长,再次查找。

(3) 可显影物品通知放射科即刻拍片,确认是否遗留术野内。

(4) 非显影物品,请术者在术野内仔细查找,确认不在术野内遵医嘱关闭切口。

(5) 术后另填情况说明单,详细记录事件经过并请术者签字后交护士长与 X 光片一同保存。

4) 病人坠床时应急预案

(1) 发生坠床时,根据伤情将病人抬到手术床上或请医生协助处理(若为清醒病人做好安抚工作)。立即通知医生、护士长。

(2) 检查病人全身情况,准确判断病人头部及身体有无跌伤,四肢有无骨折,并进行相应紧急处理。

(3) 巡回护士检查输液情况,有脱出重新穿刺。

(4) 严密观察病人生命体征,出现异常立即给予积极处理。

5) 术中发生电灼伤应急预案

(1) 如为电击伤立即切断电源,通知术者、麻醉师、护士长,观察病人病情,给予对症处理,如为皮肤电灼伤,请相关科室会诊,对症处理。

(2) 保护现场仪器状态,通知器械工程师查找原因。

(3) 保护好灼伤部位,遵医嘱涂外用药。

(4) 作好记录,并与病区护士详细交接。

(5) 按护理不良事件上报流程逐级上报处理。

6) 术中接触感染物或利器伤应急预案

(1) 工作人员术中意外接触患者血液、体液应立即用肥皂水或清水冲洗。

(2) 患者体液或血液溅入医务人员眼、口时,立即用大量生理盐水或清水冲洗。

(3) 若被感染手术的锐器刺伤后,立即挤出伤口血液,用流动水冲洗至少 5 分钟。碘伏消毒,必要时进行伤口处理并进行血源性传播疾病的检查和随访。

(4) 被乙肝、丙肝患者血体液污染的锐器刺伤后,经由当班护士或护士长签字后到感染科预防注射免疫球蛋白,24 小时内抽血查乙肝、丙肝抗体。

(5) 被 HIV 阳性血体液污染的锐器刺伤后,应在 24 小时内到防保科抽血查 HIV 抗体,必要时抽患者血进行对比,1 个月、3 个月、6 个月进行复查,同时通知院感染办进行登记、上报、追访等。

(6) 填写《针刺伤登记上报表》报告感染办备案,由当事人写明事情经过科室留存。

7) 术中停电应急预案

(1) 接停电通知后停电应急预案:① 接停电通知后,立即备好应急灯、手电筒等备用品;急救设备有蓄电功能的充足电备用;② 通知各手术科室,非急救手术待供电正常后再手术;③ 有急救手术时,使用应急设备,安抚病人,确保病人安全。

(2) 突然停电应急预案:① 白天突然停电,立即采取手控呼吸囊行人工呼吸,暂停手术或使用应急灯照明辅助手术;② 夜间突然停电,现场人员均不得慌乱,避免来回走动,各自采取相应措施保护病人;巡回护士迅速打开应急灯进行照明;③ 立刻通知电工班进行维修,停电时间超过 5 分钟上报院总值班或医务处;④ 巡回护士注意观察病人,对清醒病人做好安慰解释工作;⑤ 器械护士保护好手术切口,避免污染;⑥ 记录停电过程及时间、手术进展和病人情况。

8) 术中中心供氧突然停止应急预案

(1) 根据手术室具体情况配置备用氧气筒和氧气枕,并时刻保持完好备用状态。

(2) 工作人员应熟知备用氧气筒和氧气枕位置。

(3) 立即报告麻醉师、术者、护士长及相关部门,查找原因。

(4) 立即评估病人需氧情况,根据手术需求采取其他供氧措施。

(5) 严密观察病人,加强巡视。

9) 术中中心吸引突然停止应急预案

(1) 仔细查找各连接处是否脱落、有无堵塞、压力表是否正常,及时处理上述异常情况。

(2) 启用备用电动吸引器继续吸引。

(3) 中心吸引问题通知动力科,查找原因。

(4) 对手术有影响时,告知术者暂停手术,如出血可使用纱布、纱垫等压迫止血。

(5) 告知麻醉师做好应急措施,防止误吸。

10) 术中发生火灾的应急预案

(1) 发现火警立即切断通向火灾现场的供电和供气,撤除现场易燃易爆品。

(2) 立即报告医院保卫科、院总值班;火情难以控制时立即拨打火警 119,告知准确地点。

(3) 组织现有人员、集中现有灭火器材积极扑救,控制火势。

(4) 关好邻近房间的门窗,防止火势蔓延。

(5) 放下防火闸门,隔离火灾区域。

(6) 协助手术医师、麻醉师尽快为手术台上的病人止血、包扎,需辅助呼吸的病人,接好呼吸囊维持人工呼吸。

(7) 迅速疏散病人和工作人员,从安全通道撤离火灾现场至安全地带,禁止使用电梯。

(8) 在生命安全不受威胁、火势可以控制的情况下,尽可能抢救贵重仪器设备和资料,转运至安全处。

(9) 评估引起火灾的原因、范围和人员伤势,防范火灾再次发生。

3. 术后护理应急预案

1) 患者突然发生病情变化时应急预案

(1) 立即通知值班医师。

(2) 立即准备好抢救物品及药品,积极配合医生进行抢救。

(3) 立即通知患者家属。

(4) 重大抢救,通知医务科或院总值班。

2) 患者发生躁动时的应急预案

(1) 寻找躁动原因,密切观察患者病情,注意观察意识及生命体征的变化,保持呼吸道通畅。

(2) 及时通知医生,给予相应的处理。

(3) 专人看护,给予床挡,必要时使用保护性约束,防止患者误伤及自伤,同时要经常观察被约束患者的肢体颜色。

(4) 麻醉渐清醒出现的躁动,应唤醒患者,了解意识恢复程度。

(5) 注意保持环境安静,减少声音对患者的不良刺激。

3) 术后出血的应急预案

(1) 立即通知医生。

(2) 迅速建立静脉通路,补充血容量。选择较粗大血管,选用大号套管针,必要时采用双通路同时输入液体及其他血制品。

(3) 吸氧,注意保持患者呼吸道通畅,及时观察生命体征和给氧效果。

(4) 严密观察引流口周围的渗出情况,引流液的颜色、性质和引流量等。

(5) 严密观察生命体征变化,根据出血程度每 5～30 min 测量一次,观察患者意识改变,皮肤黏膜的颜色、温度、尿量的变化。

(6) 需再次手术者,抗休克的同时做好术前准备,抽血送实验室急查血常规、出凝血时间,配血、留置尿管等,尽快护送患者进手术室。

(7) 做好心理护理。

4) 急性呼吸道梗阻的应急预案

(1) 全麻未清醒时取平卧位,头偏向一侧,清醒病人无禁忌取半卧位。

(2) 立即通知医生,查找阻塞原因,协助医生处理。

(3) 清理口腔及咽喉部分泌物和异物,保持呼吸道通畅,对舌后坠者应举颌、仰头,置入口咽或鼻咽通气道;轻度喉头水肿者按医嘱静脉注射皮质激素,重度喉头水肿、气管塌陷者应配合医生立即切开气管并护理;颈部手术后伤口血肿压迫者协助医生清创止血。

(4) 吸氧,严密观察病人生命体征、意识、面色的变化。

十一、危重患者风险评估制度和安全防范措施

(一) 危重患者风险评估制度

(1) 病危、病重、大手术术后患者、特级护理患者、病情变化患者均为危重风险患者。

(2) 危重患者风险管理重点在:压疮管理、管道滑脱、跌倒坠床、用药安全、转运交接、病情变化等方面。

评估分别根据我院意识状态评分、Braden 压疮评分量表、管道滑脱危险因素

量表、Morse跌倒坠床风险评价表、病情变化评估表，严格按要求执行，确保病人安全。附各种评估表。

(3) 建立由护理部主任、科护士长和护士长参与的护理风险三级质量控制网络，根据评估情况加强对危重病人管理。护士长每日、科护士长每周、护理部每月对危重病人进行质量督查。

附：各种评分表

(1) 意识状态评估根据有无使用镇静药物，选择相应评分方法。未用镇静药物者，使用Glasgow评分系统；镇静病人，使用Ramsay评分系统。

Glasgow评分系统：

Z	6	5	4	3	2	1
1. 睁眼反应			□自动睁眼	□呼唤睁眼	□刺疼睁眼	□不能睁眼
2. 语言反应		□回答切题	□回答不切题	□答非所问	□只能发音	□不能言语
3. 运动反应	□按吩咐动作	□刺疼能定位	□刺疼能躲避	□刺疼肢体屈曲	□刺疼肢体伸展	□不能活动
GCS评分=1+2+3						

注：Glasgow评分系统使用说明：用以判断患者的昏迷程度及颅脑损伤的分级，总分15分。
昏迷程度：13～15分为轻度昏迷；9～12分为中度昏迷；3～8分为重度昏迷。
颅脑损伤的分级：13～15分为轻度；9～12分为中度；3～8分为重度；3分以下为特重度。

Ramsay评分系统：

分数	描述	分数	描述
1	病人焦虑，躁动不安	4	嗜睡，对轻叩眉间或大声听觉刺激反应敏捷
2	病人配合，有定向力，安静	5	嗜睡，对轻叩眉间或大声听觉刺激反应迟钝
3	病人对指令有反应	6	无任何反应

(2) Braden评分(见入院评估单)。

(3) 管道滑脱危险因素评分系统(见入院评估单)。

(4) Morse评分(见入院评估单)。

(5) 病情变化评估。

病情变化评估表：

分值＼名称	意识	呼吸（次/分）	脉搏（次/分）	血压（mmHg）	体温（腋温）℃	血氧饱和度（%）
0	清楚	10～20	55～100	90～160/60～90	35.5～38	90～100
1	嗜睡、昏睡、谵妄、昏迷	大于20或小于10	大于100或小于55	收缩压大于160或小于90；舒张压大于90或小于60	大于38或小于35.5	小于90
总分1～2分潜在病情变化，大于或等于3分存在病情变化						

（二）评估风险安全防范措施

1. 压疮安全防范措施

（1）所有的危重患者每日进行Braden压疮评分，病情变化时及时评估。

（2）Braden压疮评分≤12分填写不可避免压疮报表。

（3）Braden压疮评分≤12分采用相应的护理措施：气垫床的应用、Q2h翻身、保持皮肤清洁干爽、适当的营养支持。

（4）护士长定期评估压疮危险因素和皮肤动态变化。

（5）疑难的压疮请造口师会诊，科护士长给以现场指导。

2. 管道滑脱安全防范措施

（1）每日进行管道滑脱风险评估。

（2）妥善固定各管道。

（3）躁动的病人给以适当的约束和镇静镇疼。

（4）对不能进行言语表达的病人用提示牌或写字板进行交流。

（5）给以恰当的心理疏导和管道宣教，指导病人保护好管道。

（6）护士严格交接班和各管道的位置、刻度。

（7）一旦发生意外脱管，立即采取相应的措施，并将事情经过上报护理部。

3. 跌倒坠床安全防范措施

（1）及时进行Morse评分，给予床头警示告知。

(2) 加床栏。

(3) 保持地面干燥,房间无障碍物。

(4) 留陪客1人,入厕、洗澡、外出检查时需专人陪护(监护室除外)。

(5) 告知特殊用药注意事项。

(6) 病区照明光线适宜。

(7) 加强巡视,及时提供帮助。

4. 用药风险安全防范措施

(1) 特殊用药应选择合适的血管,高渗药品、血管活性药物尽量从中心静脉通道走。

(2) 特殊药品请贴上醒目标志。

(3) 所有的药品配置时需双人核对。

(4) 鼻饲药品时用专用冲洗器,肠内营养时标识清楚。

(5) 对护士进行特殊药品配置和使用观察的培训。

5. 病情变化防范措施

(1) 根据医嘱或病情变化严密监测生命体征,通过对意识、呼吸、脉搏、血压、体温、SPO_2 等情况观察。如果总分≥3分,提示病情变化。

(2) 当发现病情变化或潜在的变化,一边通知医生,一边进行以下的观察,积极配合医生及时处理。

① 迅速确认气道通畅、判断通气和循环状态。

② 确认所有的监测导联线、静脉管道、胸管、尿管通畅并正常工作。

③ 确认ICU所有的监护报警设置适当。

④ 确认呼吸机连接正确。

⑤ 检查气管插管的位置和气囊容量。

⑥ 确认胸引管开放并引流。

⑦ 检查心率和心律。

⑧ 检查周围脉搏、皮肤颜色、体温和尿量。测定中心静脉压、肺动脉压和肺动脉楔压(如有漂浮导管)。

⑨ 检查术后出血情况:注意伤口有无渗血、引流管及胸管的引流量。

⑩ 意识水平,应包括意识状态、瞳孔大小、对光反应及四肢活动变化。

⑪ 观察尿量和尿的性质。

⑫ 确认胃管的通畅和位置,观察胃管引流有无血性液体。

⑬ 测定体温:通过测定中心体温和外周体温,比较二者差异。

⑭ 检查特殊用药输注情况,确保给药无误。

(3) 备好必要的抢救药品和设备。

(4) 有病情变化患者应由经过资质培训的护理人员护理,确保能及时并有能力发现患者病情变化或潜在的病情变化。

(三) 危重患者入室工作流程

(1) 通过接电话,简要了解病情。

(2) 准备用物:① 床单位准备;② 根据病情准备吸引器、呼吸机、气管插管用物;③ 根据病情准备抢救药品。

(3) 协助病人过床:连接心电监护、吸氧,妥善安置各种导管和输液装置。对呼吸、心跳停止的危重病人立即抢救,建立人工气道并接呼吸机。

(4) 与转运人员进行病情交接。

(5) 对病人或家属进行宣教。

(6) 完成危重病人进行初次评估。

(四) 危重患者评估内容和护理措施

1. 初次评估内容

(1) 一般评估:

① 根据心肺复苏 ABC 原则,迅速确认气道通畅、判断通气和循环状态。

② 确认所有的监测传导连接线、静脉管道、胸管、尿管通畅并正常工作。

③ 确认所有的监护仪已校对并正确连接。

(2) 呼吸系统:

① 确认呼吸机已连接和调整。

② 检查气管插管的位置和气囊容量。

③ 接呼吸机前手控呼吸时听诊双肺呼吸音质量及气流分布。

④ 确认胸引管开放并引流。

⑤ 如实施机械通气,初始吸入氧浓度一般为 60%~100%,以后根据动脉血气和胸片结果进行调整。

⑥ 如有呼气末二氧化碳监测,观察波形以确认气管插管的位置和无气道梗阻。

⑦ 经皮脉搏氧饱和度评价动脉血氧合情况。

(3) 循环系统:

① 检查心率和心律:ECG 监测有无心肌缺血和(或)心律失常。检查起搏器的功能。

② 评价体循环:比较动脉血压和袖带血压结果。检查周围脉搏、皮肤颜色、体温和尿量。

(4) 中枢神经系统:意识水平,应包括意识状态、瞳孔大小、对光反应及四肢活动变化。

(5) 肾脏系统:

① 导尿管位置正确、稳固,紧接于引流袋。

② 观察 24 小时尿量与每小时尿量,注意尿液的性质(尿浓缩、血红蛋白尿或血尿)。

③ 必要时叩诊膀胱有无尿潴留并留置尿管。

(6) 胃肠系统:胃管的通畅和位置,胃管引流有无血性液体。

(7) 皮肤:受压部位有无皮肤损害。

(8) 体温:

① 测定中心体温和外周体温,二者相差不高于 1℃。

② 如直肠温度低于 35℃,加盖毛毯。注意有无寒战并给予治疗。

(9) 检查术后出血情况:注意伤口有无渗血、引流管及胸管的引流量。

2. 住院期间评估内容

(1) 严密观察神志、瞳孔、T、P、R、BP 和尿量,Q1H 记录生命体征。

(2) 呼吸系统:呼吸机运转正常,气管导管在位,气道通畅。

(3) 循环系统:评估心电监护心律、心率情况。

(4) 体温。

(5) 进行压疮评分、管道滑脱评分、镇静评分。

(6) 各种化验和检查结果。

3. 护理措施

(1) 按照病情需要观察病人。根据病情或医嘱准确监测各项指标,包括患者病情变化、药物反应、皮肤、饮食、睡眠、排泄等。病情变化随时记录,记录时间具体到分钟。

(2) 用药及时准确,安排合理(时间、顺序、滴速、方法等)。输液通畅、无外渗,输液卡记录清晰准确,留置针护理符合要求。患者按时接受各种治疗(如口腔护理、会阴擦洗、吸氧、雾化、鼻饲、气管切开、换药等)，实际操作与记录相符。

(3) 准确记录出入量。入量包括：饮水、食物中含水量、TEN、输液量和输血量；出量包括：大小便量、呕吐量、咳血量、痰量、胃肠减压量、各种引流、渗出等。每日小计各一次，出入量不平衡应及时汇报分管医生。

(4) 基础护理：① 保证病危、大手术或有特殊需要的患者所穿病员服、床单位清洁、干燥、无渣屑、无血、无尿渍；② 协助进餐并观察进餐情况；③ 保证头发、胡须、指(趾)甲三短，面部、口腔、皮肤、头发、手足、会阴、肛门七洁；④ 协助床上大小便。

(5) 保证患者安全：① 按时翻身、叩背、变换体位，时刻保持舒适功能位；② 昏迷病人加床栏，烦躁病人约束得当，有告知同意书和每班记录，抽搐病人放牙垫，昏迷者取下义齿；③ 注意保护病人隐私；④ 不可避免压疮上报有评估，发生压疮者有上报与预防措施，每天必须有一次记录皮肤情况；⑤ 同部位两条以上引流管道有标识，异常引流有记录并及时上报；⑥ 呼吸机管路保持通畅，躁动患者每班记录气管插管至门齿的确切位置。

(6) 床旁交接班应根据病情特点详细交接，包括病人床号、姓名、诊断、心理、特殊检查及落实情况、目前治疗护理存在问题及下一班需注意问题，大手术病人包括病人床号、姓名、入室时间、麻醉及手术名称、术中出血、术后生命体征监测、伤口敷料及管道、专科病情、病人目前情况及需要注意问题。

(五) 危重患者出室流程

1. 出院

经治疗病情好转。

(1) 由医生开“出院通知单”。

(2) 进行出院宣教。

(3) 办理出院手续。

(4) 进行终末处理。

2. 转科

(1) 医生开转科医嘱。

(2) 再次评估病人并通知家属。

(3) 电话通知对方科室，交代简要病情和准备药品仪器。

(4) 整理病人物品。

(5) 责任护士再次评估病人并完善护理记录。

(6) 妥善固定静脉输液针和各种管道。上好护栏和输液架。

(7) 根据病情需要,选择合适的转运方式。必要时携带监护仪、呼吸机等急救器械、药品和物品。由有资质的护理人员护送。

(8) 与交接科室护士一起协助患者过床。

(9) 按照"十知道"程序交接病人。

3. 死亡

(1) 宣布临床死亡。

(2) 告知并安抚家属。

(3) 尸体料理。

(4) 通知太平房。

(5) 告知家属办理出院手续。

(6) 终末处理。

十二、给药安全核查表

核查人________ 日期________

科室				
被核查护士				
1. 两名护士准确核对医嘱				
2. 检查药品质量、标签、有效期和批号				
3. 核对患者(姓名、腕带)				
4. 向患者宣教药物作用和注意事项				
5. 严格执行三查七对制度(三查:摆药后查;服药、注射、处置前查;服药、注射后查。七对:对床号、姓名和用药的药名、剂量、浓度、时间、用法和有效期)				

(续)上表

6. 特殊用药:给药前,注意询问有无过敏史;使用毒、麻、限剧药时要经过反复核对;静脉给药要注意有无变质,瓶口有无松动、裂缝;给予多种药物时,要注意配伍禁忌。						
7. 给药期间及时巡视,观察有无药物反应。						
8. 医嘱班班核对,每日总查对一次,核查者及时签字。						
完成率						
科室平均完成率						

备注:　　1=完成　　2=未完成　　3=未涉及

十三、跌倒坠床风险追踪评价表

报告日期:_____科室:_____事件种类:_______填表人签名:_____

病人信息	科室______ 床号_____ 姓名_____ 年龄____ 性别____ 住院号__________ 诊断____________________
发生日期时间:___年__月__日___时 当班人姓名_____身份____职称____	
Morse 跌倒评估量表:(见本章第一节九/(三)) 入院评估时评分总分>45 分,为跌倒高危患者,得分越高风险越大,需执行相关的防护措施。	

(续)上表

<table>
<tr><td>护理措施</td><td>床头警示牌 □　　加床栏 □　　班班交接 □
告知特殊用药注意事项 □
保持地面干燥，病区照明光线适宜 □
留陪客一人，入厕、洗澡、外出检查时需专人陪护 □
加强巡视，及时提供帮助 □
其他措施：

护士签名：________</td></tr>
<tr><td colspan="2">住院期间是否发生跌倒：否 □　　是 □（请填写以下内容）</td></tr>
<tr><td colspan="2">发生过程描述：</td></tr>
<tr><td colspan="2">跌倒伤害严重度分级：
□ Ⅰ级：只需观察的伤害如擦伤、挫伤等。
□ Ⅱ级：需冰敷、包扎、缝合或夹板等治疗和护理的伤害如扭伤、大或深的撕裂伤等。
□ Ⅲ级：严重影响患者疗程及造成住院天数延长的跌倒伤害如骨折、意识丧失、颅内出血等。</td></tr>
<tr><td colspan="2">处理及改进措施：</td></tr>
<tr><td colspan="2">跟踪评价：</td></tr>
</table>

十四、压疮风险评估单及追踪记录表

<table>
<tr><td>病区</td><td>床号</td><td>姓名</td><td>年龄</td><td>性别</td><td>住院号</td><td>入院时间</td><td>出院时间</td></tr>
<tr><td></td><td></td><td></td><td></td><td></td><td></td><td></td><td></td></tr>
<tr><td colspan="3">诊断</td><td colspan="2">上报时间</td><td>院外带入□</td><td colspan="2">压疮高危患者□</td></tr>
<tr><td colspan="8">压疮部位、分期和面积：
骶尾椎骨处______ 股骨粗隆处______ 跟骨处______
足踝处______ 肩胛骨处______ 枕骨处______
其他部位______</td></tr>
<tr><td colspan="8">Braden 压疮风险评分表(见本章第一节九/(四))</td></tr>
<tr><td colspan="8">注：入院评估时总分≤12 分，为压疮发生高危患者，需执行相关预防措施</td></tr>
<tr><td colspan="8">基础疾病：
患者及家属的依从性：配合 □ 不配合 □
护理措施：
1. 翻身床治疗 □ 2. Q2h 翻身 □ 3. 保持皮肤清洁、干爽 □
4. 营养支持 □ 5. 伤口换药 □ 6. 定期评估压疮危险因素及皮肤动态变化 □
7. 局部减压 □ 8. 敷贴应用 □ 9. 知识宣教 □
10. 其他______

填报人 ______ 填报日期 ______</td></tr>
</table>

Braden 压疮风险动态评分表

评分内容 \ 日期							
感觉							
潮湿							
活动							
活动能力改变和控制体位的能力							
营养							
摩擦力和剪切力							
得分							
院外带入压疮局部情况	好转□ 恶化□ 痊愈□	好转□ 恶化□ 痊愈□	好转□ 恶化□ 痊愈□	好转□ 恶化□ 痊愈□	好转□ 恶化□ 痊愈□	好转□ 恶化□ 痊愈□	好转□ 恶化□ 痊愈□
不可避免压疮局部情况	发生□ 未发生□	发生□ 未发生□	发生□ 未发生□	发生□ 未发生□	发生□ 未发生□	发生□ 未发生□	发生□ 未发生□
护士签名							

科护士长效果评估记录表

时间	压疮高危因素及伤口评估	护理措施执行及建议	效果			签名
			好转	痊愈	恶化	

第二节　三级综合医院护理质量督查标准

一、消毒供应中心专科护理质量考核标准

检查者＿＿＿＿＿＿　　检查日期＿＿＿＿＿＿　　得分＿＿＿＿

项目	内容及要求	分值	评分细则	扣分及原因
规章制度及集中供应	1. 制度、流程齐全，能及时更新，适合医院及临床发展需要。基本制度至少11项 2. 能够全面实行集中供应，满足临床需要	20	(1) 制度、工作流程缺一项，扣1分 (2) 一项制度未落实1分，未按照流程操作每次扣1分 (3) 有自备包或临床反映不满意的酌情扣5～10分	

项目	内容及要求	分值	评分细则	扣分及原因
岗位标准及岗位职责	1. 质控员：由理论丰富，技术全面，责任心强，敢于管理的 N3 级及以上护士担任 2. 带教老师：由理论丰富，技术熟练，有较强的教学能力、大专以上学历的 N3 级及以上护士担任 3. 组长：由技术熟练，积极主动，有责任心，有较强的沟通和协调能力的护士担任 4. 新入科的护士、技术工人、下收下送人员等必须经过相应的岗位培训，有资料 5. 消毒员持特种设备上岗证 6. 各岗位职责明确；各岗位工作人员着装符合岗位要求，坚守岗位，自觉履行职责；工作区域清洁、整齐；与临床科室沟通良好	10	(1) 一类人员不符合岗位资质要求扣 1 分 (2) 缺一类人员职责扣 1 分，一人未履行职责或履行不到位扣 1 分 (3) 无入科培训资料扣 5 分 (4) 消毒员无证或证件过期，一人扣 2 分	

项目	内容及要求	分值	评分细则	扣分及原因
回收	1. 定时、集中、封闭回收，洁污分开；不得在诊疗场所清点物品；洗手设施、手卫生符合要求 2. 污车每天清洗或消毒 3. 特殊污染物处置设施标志明确	5	(1) 在诊疗场所清点物品，或洁污未分开扣5分 (2) 其余一次一项未做到扣1分	
分类	保湿：无明显干涸血渍； 正确分类：器械物品根据不同材质分开放置；精密仪器、难以清洗的器械应分开处置，并清点、核查、登记，有出入时，应及时与临床沟通处理； 装载正确：器械装筐量符合规定，关节打开，码放均匀，避免叠放	5	(1) 不同类别物品未分开扣2分 (2) 装筐量＞2/3筐扣1分 (3) 堆放重叠明显扣1分 (4) 器械表面有明显干涸血渍扣1分	

项目	内容及要求	分值	评分细则	扣分及原因
清洗	**手工清洗** 冲洗:流动水 洗涤:使用酶或其他清洁剂刷洗、擦洗;洗涤应在水面下操作;复杂、精密器械必须用正确的刷洗方法 漂洗:流动水冲洗或刷洗,水温≤40℃ 终末漂洗:应用软水、纯化水或蒸馏水进行冲洗 管腔器械、穿刺针:应采用超声清洗,再用压力水枪冲洗;不应使用钢丝球类用具和去污粉等用品,避免器械磨损 清洗池洁污分开,污染的手不得清洗消毒后的物品 清洗用具、清洗池应每天清洁与消毒 **超声清洗** 超声清洗水中应添加清洁剂,器械应浸没在水面下,器械腔内注满水,超声时间宜3～5min,不宜超过10min	15	(1) 用水不符合要求扣2分 (2) 洗涤、漂洗、终末漂洗一项操作不符合要求扣2分 (3) 管腔器械未用气枪处理扣2分 (4) 使用钢丝球类用具和去污粉等处理清洗扣2分 (5) 洁污不分扣2分 (6) 清洗用具及清洗池等未每天清洁、消毒扣2分 (7) 超声清洗一项不符合要求2分 (8) 码放、装载不正确一项扣1分 (9) 程序选择错误扣5分 (10) 未观察程序运行及各管路功能有效性,打印记录未留存,设备舱内、旋臂不洁各扣1分	

项目	内容及要求	分值	评分细则	扣分及原因
	机械清洗 器械、物品码放、装载正确，轴节充分打开，可拆卸的零部件应拆开，精细、锐利器械应固定放置 设备运行中应确认清洗消毒程序的有效性，观察程序运行的打印记录，并留存；设备舱内、旋臂应每天清洁、除垢。每天检查各泵管是否通畅，确保清洗剂、润滑剂用量准确			
消毒	清洗后的器械、器具和物品应消毒处理，选择方法得当 特殊感染（朊毒体、气性坏疽及突发原因不明的传染病病原体）污染物的器械、物品处理符合规定的处理流程	5	（1）器械、物品未消毒扣 2 分 （2）消毒方法选择不正确扣 2 分，消毒液浓度不符合要求扣 2 分 （3）特殊感染污染物处理不符合要求扣 3 分	

项目	内容及要求	分值	评分细则	扣分及原因
干燥	干燥方法正确，温度合适 不耐热的物品可使用消毒的低纤维絮擦布擦干 管腔类器械、穿刺针等，应使用压力气枪或95%乙醇进行干燥处理，不应自然干燥	3	(1) 方法选择不对扣3分 (2) 温度选择不合适扣1分	
器械检查与保养	器械表面及其关节、齿牙处应光洁，无血渍、污渍、锈斑、水垢等残留物质；功能完好，无损毁；轴节螺丝松紧适宜 带电源器械，应检查绝缘安全性能 应使用润滑剂进行器械保养；不应使用石蜡油等非水溶性的产品作为润滑剂	5	(1) 器械清洗质量及性能一处不合要求扣1分 (2) 未保养扣2分 (3) 用石蜡油保养器械扣3分	

项目	内容及要求	分值	评分细则	扣分及原因
包装	包装材料:符合国家标准要求 包装: 1. 包内器械齐全、摆放合理,锐利器械及精细器械应有保护 2. 包装体积、重量符合要求;硬质容器应有闭锁装置 3. 闭合包装应使用胶带封包,胶带长度与灭菌包体积、重量、松紧适宜,封包应严密,保持闭合完好性 4. 包外应贴灭菌化学指示物,6 项标识齐全;高度危险性物品应放包内化学指示物 5. 纸塑袋、纸袋包装:密封宽度应注≥6mm,包内器械距封口处≥2.5cm 6. 高水平消毒后直接使用的物品,不得直接接触台面,在卸载、包装时应进行手卫生处理,包装外注明消毒日期	12	(1) 包装材料不符合要求一包扣 1 分 (2) 包内器械摆放不合理扣 1 分 (3) 锐利器械及精细器械未保护扣 1 分 (4) 包装体积与重量不符合规范要求扣 1 分 (5) 封包方法不符合要求扣 1 分 (6) 灭菌指示物放置不符合要求扣 1 分 (7) 无标识扣 5 分;内容缺少一项扣 1 分 (8) 消毒隔离及手卫生不符合要求一项扣 1 分	

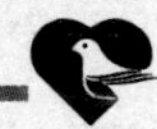

项目	内容及要求	分值	评分细则	扣分及原因
灭菌	1. 根据物品的性质和类别选择合适的灭菌方法、灭菌参数 2. 待灭菌物品装载与摆放符合标准	10	(1) 灭菌方法选择不正确扣10分 (2) 装载与摆放一项不符合要求扣1分 (3) 未做监测扣10分 (4) 结果不合格无处理措施扣10分 (5) 无过程观察扣2分 (6) 无记录及签名扣2分 (7) 卸载方法及质量确认一项不符合要求扣2分 (8) 装卸动作粗暴扣5分	
储存	1. 灭菌后物品应分类、分架存放在无菌物品存放区 2. 物品存放架应距地20～25 cm、距墙5～10 cm、距顶50 cm；物品放置应固定位置，标识清晰 3. 无过期失效包	5	(1) 有过期失效包扣2分 (2) 无标识扣1分 (3) 手卫生一人不合要求扣1分 (4) 环境不符合要求扣1分 (5) 未专架存放扣1分	

项目	内容及要求	分值	评分细则	扣分及原因
	4. 接触无菌物品前应洗手或手消毒 5. 无菌物品存放间传递窗或门应保持常闭状态，温度≤24℃，相对湿度≤70%			
无菌物品发放	1. 发放时应确认无菌物品的有效性；植入物及植入性手术器械应在生物监测合格后，方可发放 2. 一次性使用无菌物品应索取每批次的质量监测报告 3. 发放记录应具有可追溯性，记录出库日期、名称、规格、数量、生产厂家、生产批号、灭菌日期、失效日期等 4. 运送无菌物品的器具使用后，应清洁处理、干燥存放	5	(1) 发放不合格无菌包扣5分 (2) 植入物及植入性手术器械发放无生物监测记录一次，扣2分 (3) 质检报告缺少一次，扣1分；登记内容不全扣1分 (4) 运送器具用后未处理扣1分	

二、手术室专科护理质量考核标准

检查者：　　　　　　　检查日期：　　　　　　　得分：

	检查要求	分值	评分细则	扣分原因
行政管理质量20分	1. 布局合理、分区明显，各区干净整洁，手术间人数符合要求	2分	布局、分区不合要求，人数超过要求，扣1分/处	
	2. 持证上岗，手术台护比大于1:(2.5～3)，护士长资质符合要求，人员配备合理	2分	检查有无证上岗，台护比不合要求，扣2分/项	
	3. 有完善的规章制度，技术规范和操作流程及各类突发事件应急预案，有演练	4分	无制度、技术规范、流程、应急预案，扣1分/项	
	4. 有各级各类人员岗位职责及工作流程	2分	缺岗位职责和流程，扣2分/项	
	5. 质控员根据各环节护理质量评分标准每周督查至少一次，有反馈及整改措施	2分	无质量督查及反馈，扣1分/项	
	6. 有分层次岗位培训计划，准入制度；各级人员能掌握专科基本知识、基本技能，明确各级人员资质与岗位技术能力；工作2年以内护士≤20%	2分	缺计划、准入制度；资质与岗位不符；2年以内护士＞20%，扣0.5分/项	
	7. 各级人员知晓手术患者围术期护理及手术患者安全管理内涵	2分	不知晓，扣0.5分/(人·项)	

	检查要求	分值	评分细则	扣分原因
	8. 有针对疑难、复杂、大手术术前访视和术后回访制度和措施	2分	无制度、措施落实不到位，扣1分/项	
	9. 护士长工作月有计划，周有重点，业务学习或查房至少每月一次	2分	无月计划，周重点；业务学习及护理查房不合要求，扣1分/项	
手术安全管理质量40分	1. 有手术中安全用药制度，正确执行口头医嘱，规范应用术前抗生素	5分	无制度，口头医嘱未按要求正确执行；术前抗生素使用不规范，扣2分/项	
	2. 有安全输血制度，严格执行输血查对制度和输血流程	4分	检查输血查对制度未严格执行，或不规范，扣2分/人次	
	3. 能严格执行安全核查制度和流程，准确掌握查对项目、内容和依据，有实例可查；对每台手术核查制度执行力有记录可查，记录存在问题与缺陷，有改进措施，执行力≥95%	5分	手术核查制度和流程执行不力，无记录，执行力＜95%，扣1分/人次	
	4. 有手术患者压疮管理制度及意外伤防范制度及评价标准，措施有力得当	5分	无制度及评价标准，措施不力，有压疮发生，扣1分/人次	
	5. 物品清点制度完善，清点项目齐全，时机恰当	5分	物品清点项目、时机不合要求，扣2分/人次	

	检查要求	分值	评分细则	扣分原因
	6. 按病历书写规范书写手术护理记录单,与麻醉记录单相关内容应保持一致	4分	书写不规范,与麻醉单内容不符,扣1分/人次	
	7. 有标本管理制度及质量标准,按规定流程送检并登记	4分	无标本管理制度,未按流程送检登记,扣1分/人次	
	8. 有术中保暖措施,护士对病人保暖意识强	4分	无措施,意识不强,扣1分/人次	
	9. 按照病人转运流程做好病人安全转运与交接,有记录	4分	无交接记录,扣1分/人次	
无菌管理质量30分	1. 每天检查无菌物品并登记,无菌物品灭菌合格率100%	5分	未做到每天检查登记,有灭菌不合格物品,扣1分/件	
	2. 手术器械及物品规范存放,按有效期先后顺序使用,无过期	5分	存放条件不合要求,未按无菌物品存放要求存放及使用,扣0.5分/件	
	3. 消毒液定期检查,无过期现象	3分	未定期检查,有过期现象,扣1分/件	
	4. 根据规范要求按器械材质不同选用合适的消毒灭菌方法	2分	灭菌方法不正确,扣0.5分/项	
	5. 无菌物品使用前检查项目齐全	3分	检查项目不齐全,扣0.5分/项	

	检查要求	分值	评分细则	扣分原因
	6. 骨科外来器械管理符合要求,有相关管理制度	4分	管理不合要求,扣1分/包	
	7. 按操作流程评分标准严格执行无菌操作,各项操作符合流程标准	5分	随即抽考2人操作,85分以下为不合格,扣2分/人/项	
	8. 手术室护士认真监督手术组成员无菌操作,确保无违规现象	3分	监督不力,有违规现象,扣0.5分/次	
抢救仪器设备管理质量10分	1. 贵重仪器专人保管,定点放置,有简单操作流程	2分	无专人保管,无操作流程,扣0.5分/项	
	2. 急救车药械齐全,专人管理,班班交接	2分	现场查看有缺项及漏交接现象,扣(0.5~2分)/项	
	3. 仪器表面无积灰、处完好备用状态,贵重仪器(50万元以上)有使用登记本	2分	仪器故障、不洁,贵重设备无使用登记本,扣0.5分/项	
	4. 有易燃易爆物品检查登记制度,妥善保管,确保安全使用	2分	无检查登记制度,未达要求,扣0.5分/项	
	5. 消防器材、通道专人定期检查	2分	消防通道不畅通,无专人检查,扣(0.5~2分)/项	

三、新生儿专科护理质量考核标准

检查者________ 检查日期________ 得分________

项目		内容及要求	分值	评分细则	扣分及原因
人员管理（30分）	护士职业注册符合国家规定	护士持证上岗率达100%。未取得执业资格的护士不得单独值班。临床实习人员和进修人员在注册护士指导下实施护理活动	5	查看病区排班表，不符合要求扣5分	
	实行护士分层次管理	(1) 病区岗位设置科学、合理，护士落实岗位责任制，工作内容明确，责权统一	5	查阅资料，现场提问一人，不符合要求扣2分	
		(2) 有制度、有措施地实施护士分层次使用，合理发挥高学历、高职称、高年资护士以及专科护士的使用	5	查阅资料，一项不符合要求扣1分	
	重视护士在职教育	(1) 护士掌握专科基础理论、基本知识和基本技能	3	现场抽考，不符合要求扣2分	
		(2) 护士规范化培训符合要求，人人达标	3	查阅资料，不符合要求扣2分	
		(3) 护士每年参加继续教育并达标	3	查阅资料，一人不符合要求扣1分，不倒扣分	

项目		内容及要求	分值	评分细则	扣分及原因
	重视专科护士的培养	(1) NICU 护士需经 3 个月以上专科知识系统培训并取得证书,定期进行业务技术考核	3	查阅资料,一人不符合要求扣 0.5 分	
		(2) 专科护士须经过 3 个月以上专科知识系统的培训,定科护士全部经过专科知识培训	3	查阅资料,一人不符合要求扣 0.5 分	
护理安全及制度管理(30 分)	制度健全	(1) 有健全的规章制度和岗位职责,且护士能够掌握	5	查阅资料,现场提问一人,一项不符合要求扣 2 分	
		(2) 有健全的专科护理常规、风险预案、关键流程和操作告知书,且护士能掌握	5	查阅资料,现场提问一人,一项不符合要求扣 2 分	
	安全管理	(1) 弹性排班,满足临床需要	2	现场查看排班,不符合要求扣 1 分	
		(2) 有相应的安全标识(药物过敏、各种管道、身份确认等)	2	现场查看,一项不符合要求扣 1 分	
		(3) 所有患儿均有床栏等防护措施,患儿外出检查有专人陪检	2	现场查看,一项不符合要求扣 1 分	

项目		内容及要求	分值	评分细则	扣分及原因
		(4) 核心制度落实到位	10	现场考核,一项不符合要求扣2分	
		(5) 各类药品及高危药品存放符合要求,多余药品按医院要求每月清理,交接有登记	2	现场查看,一项不符合要求扣1分	
		(6) 贵重药品使用要有护患双方签名,高危药品使用需两人核对剂量,用法	2	现场查看,一项不符合要求扣1分	
质量管理(30分)	1. 质量管理一般项目(10分)	(1) 有健全的护理质控小组、计划安排,并定期活动,次数符合要求,记录符合要求。护士知晓科室上月和当月科室存在的主要护理质量问题和整改措施	2	查阅资料,现场提问一人,一项不符合要求扣1分	
		(2) 有分层次的培训计划,培训率达标。病区业务考核参与率与合格率达标	1	查阅资料,一项不符合要求扣1分	
		(3) 有护理不良事件报告处理流程,护理不良事件及时上报,有分析原因、反馈及改进措施	2	查阅资料,现场提问一人,一项不符合要求扣1分	

项目		内容及要求	分值	评分细则	扣分及原因
			1	查阅资料，一项不符合要求扣1分	
		(4) 有各类带教培训计划、有各级教学讲课，并有记录	2	查阅资料，一项不符合要求扣1分	
		(5) 积极开展新技术新项目，具有一定的科研能力。积极撰写论文，每年核心期刊发表论文	2	查阅资料，一年内无论文发表扣1分	
	2. 质量持续改进(20分)	(1) 每周向护士长反馈检查情况，提出相应的整改措施，并有记录	6	查阅资料，现场查看，一项不符合要求扣1分	
		(2) 护士长每天早晚巡视病房，及时查看新、危重、疑难患儿，掌握患儿的病情及需要，并指导护士护理患儿，督促检查护理措施落实情况	10	查阅资料，现场提问护士长，看患儿，一项不符合要求扣2分	
		(3) 家属探视时间内进行健康教育	4	现场向患儿家属了解，一项不符合要求扣1分	

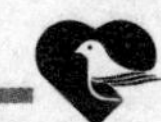

项目		内容及要求	分值	评分细则	扣分及原因
病区环境（10分）		(1) 护士站物品放置整齐有序，抽屉整洁无杂物	2	现场查看，一项不符合要求扣1分	
		(2) 库房各类物品摆放整齐有序	2	现场查看，一项不符合要求扣1分	
		(3) 值班房清洁整齐	2	现场查看，一项不符合要求扣1分	
		(4) 走廊保持清洁、通畅，无杂物堆放	2	现场查看，一项不符合要求扣1分	
		(5) 安全通道符合管理要求	2	现场查看，一项不符合要求扣1分	

四、急救门诊专科护理质量考核标准

检查者：　　　　检查日期：　　　　得分：

检查项目	内容及要求	分值	评分细则	扣分及原因
行政管理质量20分	1. 病区布局合理，环境整洁，标识醒目，有专用绿色通道标识	2	一项不符合要求扣1分	
	2. 护士持证上岗，有护士执业注册证书	2	一人无执业注册证书独立上岗扣2分	

检查项目	内容及要求	分值	评分细则	扣分及原因
	3. 各级各类人员岗位职责明确，各岗位有相匹配的工作程序；坚守岗位；能够实行弹性排班	2	缺一类人员职责或一班工作程序扣 2 分；串岗每次扣 2 分；未实行弹性排班每次扣 1 分	
	4. 新入科人员经过岗位培训，并考核合格，有培训资料	3	一人未接受培训、考核或考核不合格扣 1 分	
	5. 有健全的规章制度、应急预案、工作流程、操作流程和质量标准，并能及时更新；护士能够掌握和运用	5	缺 1 项扣 1 分；陈旧或不符合要求每项扣 0.5 分；护士回答不出每项扣 1 分	
	6. 护士长工作有年、月计划，周有重点，业务学习、护士会每月一次	2	一项不符合扣 1 分	
	7. 各级护士培训计划按期执行，计划符合专科及护士的特点，实用性强	1	不符合要求酌情扣 0.5～1 分	
	8. 护理质量每周至少检查一次，月有反馈，季度有总结、分析并提出改进措施	2	一项不符合扣 1 分	
	9. 灵活运用急诊患者心理护理要点及沟通技巧，令患者满意	1	未灵活运用扣 0.5 分/人，病人不满意扣 1 分	

检查项目		内容及要求	分值	评分细则	扣分及原因
急诊护理质量80分	预检分诊15分	1. 正确执行分诊相关制度与流程	2	一人未按制度流程执行扣1分	
		2. 先预检后挂号，按需测量生命体征	2	未按要求预检扣1分/人；未按需测量生命体征扣1分/人	
		3. 分诊准确，根据患者病情的危急程度做好及时有效分流；有分诊准确率统计指标	3	分诊不准确扣2分/人；未按病情进行及时有效分流扣1分；无统计指标扣1分	
		4. 救护车到达时，1分钟内主动迎接，并护送病人到诊室或抢救室	5	未在1分钟内主动迎接救护车扣5分/次；未护送到诊室或抢救室扣3分/次	
		5. 重危抢救病人开通绿色通道，先抢救，后挂号	3	重危抢救病人未按要求处置扣3分/人	
	抢救室35分	1. 急救仪器、物品功能完好，配备齐全、清洁，定期检查与维护，呈备用状态，有操作流程和使用记录	6	一台急救仪器或设施功能不能使用扣6分；缺一件扣2分；不清洁扣1分；未定期检查扣2分；无操作流程和使用记录各扣1分	
		2. 急救药品符合规定的数量和种类，定期检查与更换，保证有效期	10	药品数量多或少扣2分/支；品种多或少扣4分/种；药品过期扣10分/(支·种)	

检查项目		内容及要求	分值	评分细则	扣分及原因
		3. 仪器、物品、药品标识清晰，班班交接，定点合理放置	4	仪器、物品、药品标识不清、未定点放置扣1分/(件·支·种)；缺一班交接扣3分	
		4. 常见病种抢救工作流程（创伤、AMI、急性左心衰、脑卒中、心脏骤停等）上墙，护士熟练掌握	2	墙上无抢救工作流程扣2分，护士回答不出每项扣1分	
		5. 护士能正确、熟练使用急救仪器，抢救技术操作熟练	5	随机抽查一名护士，操作不熟练扣1～5分	
		6. 有抢救成功率统计指标，资料完整	2	未统计扣2分，资料不完整扣1分	
		7. 危重病人护理记录：记录及时，内容具体、准确、真实，按PIO程序记录，重点突出，书写格式符合要求	5	未及时记录扣5分；主要病情未记录扣5分；书写格式不规范每处扣0.5分	
		8. 严格执行标准预防及手卫生规范，并对特殊感染病人进行隔离	1	一项不符合扣1分	

检查项目		内容及要求	分值	评分细则	扣分及原因
	观察室10分	1. 护士分管患者数量合适	2	不能根据患者病情排班,每次扣2分	
		2. 护士为患者实施整体护理	2	生活护理由家属承担,每次扣2分;其余酌情扣1~2分	
		3. 护士能够掌握病人情况	2	病情掌握不全,缺一项扣0.5分/人	
		4. 护士能够及时发现患者病情变化,并能采取正确措施	3	不能及时发现病情变化,每次扣3分;未采取正确措施,每次扣2分	
		5. 护理记录符合要求	1	一处不符合要求扣0.5分	
	安全识别10分	1. 流程识别:实施急诊病人院内转运流程及交接制度	2		
		2. 腕带识别:等待住院病人腕带佩戴准确无误	3	腕带佩戴错误扣4分	
		3. 身份识别:对于暂未住院病人,主要与病人或病人家属核对病人姓名及其就诊卡,不发生患者身份错误	5	未核对扣3分;发生患者身份错误,每次扣5分	

检查项目		内容及要求	分值	评分细则	扣分及原因
	转运交接10分	1. 实施转运流程与交接制度	1	落实不到位每次扣0.5分	
		2. 转运前电话交接:诊断、性别、年龄、神志、特殊管道、特殊用药、需准备急救物品	2	未电话交接扣0.5分/项	
		3. 转运安全,无意外发生	4	转运中有意外发生扣2～4分	
		4. 病区交接:诊断、病情、神志、管道、用药、皮肤情况、护理记录单	2	病区未交接每次扣2分;漏记录0.5分/项	
		5. 书面交接:双方交清接明后在转运交接单上签名确认	1	未签名确认扣1分	

五、ICU专科护理质量考核标准

检查者＿＿＿＿＿＿　检查日期＿＿＿＿＿＿　得分＿＿＿＿＿＿

项目	分值	内容及要求	评分细则	扣分及原因
行政管理质量20分	3	1. 护士护理患者数量符合标准,弹性排班	护士分管患者数量不合理扣1～2分,未实行弹性排班扣2分	
	2	2. 持证上岗,护士有ICU上岗培训证书和护士资格证书	一项不符合扣1分	

项目	分值	内容及要求	评分细则	扣分及原因
	2	3. 各级各类人员岗位职责明确，各岗位工作有流程，可操作性	未达到要求每项扣1分	
	1	4. 有健全的规章制度及应急预案，具有必备的护理常规，并能及时更新	未达到要求每项扣0.5分	
	1	5. 护士长工作月有计划，周有重点，业务学习或查房至少每月一次	未达到要求每项扣1分	
	2	6. 有压疮管理登记资料，有每月压疮发生率	资料不全扣1～2分，缺项扣4分	
	3	7. 有意外脱管登记资料，包括各类导管滑脱发生例数和再插管	资料不全扣2～3分，缺项扣5分	
	2	8. 储备的药品、一次性医用耗材的管理和使用应当有规范与流程、有记录	实地查看，有过期扣2分，管理和流程不规范扣0.5～1分	
	2	9. 每月有质量总结和持续质量改进措施	未达到要求每项扣1～2分	
	2	10. 有各级护士培训计划和培训记录	实地查看记录情况，未达要求扣0.5分/项	
临床护理质量40分	2	1. 评估病人及时、正确。能按照“十知道”程序了解病情	对病情不了解一项扣0.5分	
	2	2. 护士记录及时、准确，能反映客观病情变化	有误扣1分/处，不规范扣0.5分	
	2	3. 能正确使用ICU特殊的沟通技巧	实地查看，不能应用扣1～2分	

项目	分值	内容及要求	评分细则	扣分及原因
	8	4. 严密监测生命体征及各项示波图形 (1) 生命体征监测所有报警设置合理并处于开放状态 (2) 对常见的心律失常能识别，对严重的心律失常能说出处理方法 (3) 了解呼吸机参数的设定	一处不符扣0.5分	
	3	5. 危重病人有防护措施(意识改变、老人、小儿等病人常规使用床栏；正确使用约束带，对部位、时间等做好记录)	一处不符扣0.5分	
	3	6. 做好各种管道护理。管道位置妥当、通畅、安全，静脉输液通道与其他管道用明显的标志加以区别	一处不符扣0.5分	
	8	7. 基础护理落实 (1) 做到头发、面部、眼部、皮肤、指(趾)甲、会阴、肛门清洁。无护理并发症(压疮、坠床、烫伤、口腔炎)，不可避免压疮除外 (2) 卧位符合要求，无禁忌症者床头摇高30° (3) 口腔清洁	口腔不洁每人次扣2分，余不洁一处扣1分，发生并发症一次扣5分，卧位不符合要求每人次扣2分	
	2	8. 做好饮食护理，不能进食者做好胃肠内外的营养支持，护理符合要求	一处不合理扣0.5分	

项目	分值	内容及要求	评分细则	扣分及原因
	2	9. 用药及时准确，安排合理（时间、顺序、速度、方法），微泵用药标识清楚	一处不合理扣0.5分	
	6	10. 较好掌握基本理论知识（常用药物的作用与副作用、血液动力学监测、呼吸道管理与给氧、五大器官衰竭及大手术后处理）和监护技术（监护仪、呼吸机、CPR、简易呼吸囊、除颤、CPT、吸痰等）	随即抽考一项理论和操作，85分及以上合格，不合格一项扣1分	
	2	11. 按照转运交接规范做好病人运转	实地查看，不符合规范扣1～2分	
感染管理20分	5	1. 每床配速干手消毒设备，严格执行手卫生，听诊器一床一用	未按要求洗手2分/次，缺听诊器1分/床	
	2	2. 有耐药菌的隔离措施	制度执行不到位0.5分/处	
	10	3. 有对呼吸机相关性肺炎、导管所致的血行性感染和留置导尿所致泌尿系感染目标性监测结果，并有分析、改进措施	缺一项资料扣5分，资料不全一项扣1分	
	3	4. 长期使用呼吸机病人每周更换管路		

项目	分值	内容及要求	评分细则	扣分及原因
抢救仪器设备质量20分	5	1. 各种抢救物品做到定人保管、定点放置、定量、定期检查,完好可用。抢救车完好,备物齐全	不符要求扣0.5分/处	
	10	2. 仪器有专人保管,按要求消毒、保存、检查,处于备用状态,如需维修,则标识醒目,有备用替代 (1) 喉镜功能完好,有备用电池 (2) 气管插管型号齐全,管芯等相关用物备用安全 (3) 简易呼吸囊完好,各部位连接紧密	无专人管理;未消毒、未检查;少一件、不可用,扣0.5分/处	
	5	3. 麻醉药品按要求保管;冰箱内药物定期清理	不符要求扣0.5分/处	

六、ICU 预防 VAP 质量目标性监测表

被核查护士__________ 核查人__________ 日期__________

<table>
<tr><td rowspan="5">基础保障</td><td>操作前后洗手</td><td></td><td></td><td></td><td></td><td></td><td></td></tr>
<tr><td>每床配有快速手消毒剂</td><td></td><td></td><td></td><td></td><td></td><td></td></tr>
<tr><td>预防感染各项制度健全</td><td></td><td></td><td></td><td></td><td></td><td></td></tr>
<tr><td>相关内容培训有记录</td><td></td><td></td><td></td><td></td><td></td><td></td></tr>
<tr><td>听诊器一床一用</td><td></td><td></td><td></td><td></td><td></td><td></td></tr>
<tr><td rowspan="12">护理措施执行</td><td>护士知道床头抬高禁忌征</td><td></td><td></td><td></td><td></td><td></td><td></td></tr>
<tr><td>无特殊禁忌症床头抬高 30°</td><td></td><td></td><td></td><td></td><td></td><td></td></tr>
<tr><td>口腔清洁</td><td></td><td></td><td></td><td></td><td></td><td></td></tr>
<tr><td>口腔护理频次（至少一日三次）</td><td></td><td></td><td></td><td></td><td></td><td></td></tr>
<tr><td>积水杯位置管路最低位</td><td></td><td></td><td></td><td></td><td></td><td></td></tr>
<tr><td>湿化罐湿化液应为灭菌注射用水，每日更换</td><td></td><td></td><td></td><td></td><td></td><td></td></tr>
<tr><td>冷凝水 1/2 须倾倒</td><td></td><td></td><td></td><td></td><td></td><td></td></tr>
<tr><td>气囊充盈至 196～294Pa（20～30cm H_2O）或软硬度为手捏鼻尖至嘴唇之间</td><td></td><td></td><td></td><td></td><td></td><td></td></tr>
<tr><td>呼吸机管道更换时间 1 次/周（有污染随时更换）</td><td></td><td></td><td></td><td></td><td></td><td></td></tr>
<tr><td>气囊放气或移动气管插管前应声门下吸引</td><td></td><td></td><td></td><td></td><td></td><td></td></tr>
<tr><td>肠内营养患者应匀速输注（尽量使用肠内营养泵）</td><td></td><td></td><td></td><td></td><td></td><td></td></tr>
</table>

(续)上表

	询问护士掌握措施情况						
	至少每季度有 VAP 发生监测数据，发生率＝发生例数/呼吸机使用天数×1000，有持续改善						
	完成率						

七、血透室专科护理质量考核标准

检查者＿＿＿＿＿＿　检查日期＿＿＿＿＿＿　得分＿＿＿＿＿＿

检查项目	内容及要求	分值	评分细则	扣分及原因
护理管理质量 20分	1. 护士持证上岗，经过省级以上专业机构培训，取得《安徽省血液透析岗位培训合格证书》。并在三级医院接受至少6个月的透析护理专科培训。新入科人员经过专科培训、考核合格后方可上岗	5	一人无护士执业注册证书独立上岗扣5分；一人未经专业培训扣2分	
	2. 实行弹性排班，班次合理，护士分管患者相对集中，数量不超过5名		班次不合理扣2分；护士分管患者数量不合适扣1～3分	

检查项目	内容及要求	分值	评分细则	扣分及原因
	3. 有健全的规章制度、岗位职责、工作流程、血液透析治疗中并发症的处理流程以及各种应急预案，并及时更新；有预防感染（导管相关血流感染、透析患者传染病病原微生物监测等）具体措施。护士能够掌握，并落实到位	6	制度、流程、并发症处理、预案缺一项扣2分；陈旧每项扣1分；询问护士，不知晓扣5分，回答不全每项扣1分；一处执行不到位扣2～5分	
	4. 护士长工作有年、月计划，周有重点，业务学习或查房、护士会每月一次	5	一项不符合扣1分	
	5. 各级护士培训计划按期执行，计划符合专科及护士的特点，实用性强		不符合要求酌情扣0.5～1分	
	6. 护理质量每周至少检查一次，月有反馈，季度有总结、分析并提出改进措施		一项不符合扣1分	
	7. 环境清洁、整齐；各种标识清楚；布局合理；透析室陪客管理规范	4	一处不符合要求扣1分	

检查项目	内容及要求	分值	评分细则	扣分及原因
专科护理质量40分	1. 准确评估患者，并记录；配合医生制定治疗方案	10	一项未做扣2分	
	2. 根据治疗方案做好准备（设备、物品、药品）			
	3. 核对，向患者做好解释，能正确使用与透析病人的沟通技巧			
	4. 正确评估、建立通畅的血管通路			
	5. 正确执行医嘱，准确用药，安排合理治疗	4	未正确执行医嘱扣4分	
	6. 按时观察生命体征及透析中病情变化并记录。① 生命体征监测、所有报警设置合理并处于开放状态；② 识别透析机报警并能及时正确处理；③ 正确设定透析机参数；④ 及时发现并发症，积极配合处理及抢救	8	现场查看，一处不符扣1分；询问护士对分管患者的掌握情况，一项不了解扣1分	

检查项目	内容及要求	分值	评分细则	扣分及原因
	7. 危重病人有防护措施(意识改变、老人、小儿等病人常规使用床栏;正确使用约束带,对部位、时间等做好记录),有详细的记录(上下机时间、病情等)	2	一处不符扣0.5分	
	8. 做好透析管道护理。透析管道位置妥当、通畅、安全。	2	一处不符扣0.5分	
	9. 指导患者做好血管通路的护理。控制饮水,合理饮食	2	一处不合理扣0.5分	
	10. 透析记录及时、准确、完整,能客观反映病情变化,医嘱处理及时、正确、无误	2	一处不合理扣0.5分	
	11. 用物、污物处置妥当。透析单位的终末处置	2	一处不合理扣0.5分	
	12. 较好掌握基本理论知识(常用透析中用药的作用与副作用、血液净化临床操作)和监护技术(监护仪、CPR、简易呼吸囊、除颤、吸痰等)	6	随机抽考一项理论和操作,≥85分合格,不合格一项扣1分	
	13. 危重患者按照转运交接规范做好病人转运	2	实地查看,不符合规范扣1~2分	

检查项目	内容及要求	分值	评分细则	扣分及原因
安全管理质量 20分	1. 有意外脱管、漏血登记资料和上报,包括透析管道滑脱、穿刺针头滑脱发生例数,以及事件的经过、分析和整改措施	5	资料不全每项扣1分,缺项扣3分	
	2. 用氧做到四防、灭火器完好,定期检查,做好安全知识宣教,对坠床、摔倒等事故有防范预案及措施,护士掌握处理流程	5	不合格一项扣1分	
	3. 坚持三查七对,输血和用药核对符合规范和要求	5	查对不严,输血和用药不符合要求扣3～5分	
	4. 对医务人员采取个人保护装置穿戴等防护措施	5	未做到扣3～5分	
抢救药品、仪器设备管理质量 20分	1. 抢救车完好,备物齐全,班班交接	5	一项未做到扣1分	
	2. 各种抢救物品做到定人保管、定点放置、定量、定期检查	2	一项未做到扣1分	

检查项目	内容及要求	分值	评分细则	扣分及原因
	3. 药品和无菌物品在有效期内,每周检查,有登记,环尔博、肝素等特殊药品摆放有序,标识清楚,督促医生根据患者实际用量下医嘱,避免多开、少开	5	放置不符合要求扣1分	
	4. 监护仪、吸引器、简易呼吸囊等抢救仪器性能良好,处于备用状态;护士能熟练使用仪器;按要求消毒、保存、检查,处于备用状态,如需维修,则标识醒目,有备用替代	5	仪器未处于备用状态扣2分	
	5. 每次透析结束按照生产厂家的要求进行热消毒或化学消毒,有记录;每次治疗结束,用软布擦拭机器的外部和底座	3	未按要求消毒扣2分;仪器表面有灰尘扣1分	

八、心导管介入专科护理质量考核标准

检查者＿＿＿＿＿＿ 检查日期＿＿＿＿＿＿ 得分＿＿＿＿＿

一级指标	二级指标	内容及要求	分值	评分细则	扣分及原因
护理管理（20分）	导管护士资质	1. 工作人员依法执业：护理人员配备数量足够，持证上岗 2. 导管室人员要求：具有5年以上专职重症监护病房护理经历，并接受心导管室相关知识培训	5	数量不够扣2分 护士资质不合要求不得分	
	导管室管理制度	各项规章制度和工作流程健全：患者安全管理制度、参观制度、高值耗材管理制度、消毒隔离制度、设备维护制度、业务培训制度等，开展有关导管检查和治疗的护理工作流程、术中并发症的处理流程以及各种应急预案，并严格执行	10	无制度、流程、预案不得分；缺一项扣2分 抽查在岗护士执行情况，一处执行不到位扣2～5分	

一级指标	二级指标	内容及要求	分值	评分细则	扣分及原因
	护士岗位职责	有明确的护士岗位职责，并认真执行	5	无护士岗位职责不得分，抽查在岗护士执行情况，一处执行不到位扣1～2分	
专科护理（40分）	手术护理配合	护士了解手术步骤，物品准备充足，熟练配合手术	10	不了解手术步骤扣10分，物品准备不充足扣2分，配合不熟练扣2～5分	
	病情观察	严密观察病情，及时发现异常，并报告医师，给予相应的处理	10	病情变化未及时发现扣10分，处理不及时扣5分	
	术中并发症处理	及时发现并发症，积极配合处理及抢救	5	并发症处理不及时或不正确扣5分	
	患者身份确认	认真查对患者、手术部位等，确保手术安全	5	查对方法不正确扣2分，患者错误扣10分	
	患者体位	按手术需要摆放体位，使患者舒适、安全，无压疮等并发症	5	不舒适扣2分，发生并发症扣5分	
	护理记录	术后协助移送患者，整理物品。手术护理记录准确、及时	5	记录不完整、不正确一处扣1分	

一级指标	二级指标	内容及要求	分值	评分细则	扣分及原因
护理安全（20分）	急救车	抢救车内按专科需要备齐急救药品和用物；摆放合理，做到“五定”；药品和无菌物品在有效期内	7	抢救物品管理不合要求扣2分	
	急救仪器	监护仪、吸引器、除颤仪等抢救仪器性能良好，处于备用状态；护士能熟练使用	3	一处不符合要求扣2～4分	
	查对制度执行	坚持三查八对，护理事故为0	3	查对制度执行不到位扣2分	
	防坠床、跌倒	对坠床、摔倒等事故有防范预案及措施，护士掌握处理流程	3	无预防措施扣3分，发生坠床、摔倒1次扣10分	
	用氧安全	用氧做到四防、灭火器完好，定期检查，做好安全知识宣教	2	检查灭火器使用方法，做不到扣1分	
	职业安全防护	进入手术间必须按要求穿戴铅衣、铅裙、铅围脖、铅帽等防护用品，并对患者采取必要的防护措施	2	一人不符合要求扣1分	

<table>
<tr><th>一级指标</th><th>二级指标</th><th>内容及要求</th><th>分值</th><th>评分细则</th><th>扣分及原因</th></tr>
<tr><td rowspan="4">药品管理（5分）</td><td>备用药</td><td>按专科需要配备必需药品，备用药品不可贮存过多，每周检查，有登记</td><td>1</td><td>一项未做到扣1分</td><td rowspan="4"></td></tr>
<tr><td>毒麻药品</td><td>毒麻药品专人保管，专柜、专锁，每日清点，去向有登记，标识清楚</td><td>2</td><td>毒麻药品管理不到位扣2分</td></tr>
<tr><td>特殊药品</td><td>造影剂、肝素等特殊药品摆放有序，标识清楚，根据患者实际用量下医嘱，避免多开、少开</td><td>1</td><td>一项未做到扣1分</td></tr>
<tr><td>药品贮存</td><td>放置于安全干燥的地方</td><td>1</td><td>放置不符合要求扣1分</td></tr>
<tr><td rowspan="3">仪器设备管理（5分）</td><td>保管</td><td>专人保管，定点放置，用后放回原处</td><td rowspan="3">5</td><td rowspan="3">仪器未处于备用状态扣2分
无检查登记本扣2分
仪器表面有灰尘扣1分</td><td rowspan="3"></td></tr>
<tr><td>交接</td><td>检查有登记，严格交接班</td></tr>
<tr><td>维护</td><td>仪器表面无灰尘、无损坏、定期检修</td></tr>
</table>

一级指标	二级指标	内容及要求	分值	评分细则	扣分及原因
高值耗材管理(10分)	入室	所有一次性医疗耗材均经过物流中心质量验收合格后方可进入导管室使用;出库有登记,无差错	3	使用未经验货的医疗耗材不得分	
	贮存	高值耗材放在专门贮存室内,并分类放置,摆放有序,距地面 30～50cm,严格保管	2	无专用贮存室,未分类放置扣2分	
	定期检查	每月检查所有高值耗材有效期、外包装,无过期高值耗材,外包装完整,清洁。每月检查记录,并及时反馈供应商	3	包装不完整扣1分;每月检查无登记扣2分;有过期物品不得分	
	使用	使用高值耗材后均贴条形码,用后有登记	1	用后未贴条形码,无登记扣1分	

一级指标	二级指标	内容及要求	分值	评分细则	扣分及原因
	用后处理	一次性医疗耗材用后必须毁形,放入黄色垃圾袋,并有专人回收,交接有登记	1	用后处理未按要求扣1分	

九、产房专科护理质量考核标准

检查者__________ 检查日期__________ 得分__________

一级指标	二级指标	内容及要求	分值	评分细则	扣分及原因
护理管理(20分)	助产士资质	资质标准:注册护士,助产或护理专业,轮转后积累基础护理经验,具备内外妇儿专科知识和技能,考核合格 任职资格:通过助产技术考核,取得卫生部依据母婴保健法制定并颁发的《母婴保健技术考核合格证书》	5	资质不符扣2分 一人无证扣5分	

一级指标	二级指标	内容及要求	分值	评分细则	扣分及原因
	管理制度	有全程责任制助产士工作制度、产房医院感染管理制度、产房主要工作流程、自然分娩工作规范、产房主要风险发生原因及控制手段、助产操作技术考核参考标准、孕产妇管理流程与出入室交接规范、新助产士带教计划、助产士分层次培训以及产房急重症、安全应急预案、正确的胎盘及死婴处置方案,并严格执行	10	无制度、流程不得分;缺一项扣2分 抽查在岗助产士执行情况,一处落实不到位扣2~5分	
	岗位职责	有明确的助产士岗位职责,并认真执行	5	无职责不得分;抽查在岗护士执行情况,一处执行不到位扣1~2分	
临床护理(50分)	专科技能(40分)	熟练掌握接诊、待产、分娩、产后产妇的护理流程	10	无流程不得分、执行不规范扣2分	

一级指标	二级指标	内容及要求	分值	评分细则	扣分及原因
		产程观察、产程图绘制、分娩小结及时、正确记录	5	查阅病历一处不规范扣2分，病情变化未及时发现扣5分，处理不及时扣5分	
		助产操作技术符合规范，掌握肩难产处理技术，新生儿产伤发生率为0	5	一处不合格扣2分	
		分娩期并发症的预防控制手段有效，及时发现待产及分娩孕产妇高危因素，高危产妇护理规范	5	并发症处理不及时或病情观察不正确扣5分	
		有切实可行的产后出血防治措施，测量产后出血方法科学、符合要求，使用催产素引产规范	5	测量方法不科学、防治措施不规范扣2分，催产素使用不规范扣2分	
		会阴侧切有指征记录，Ⅲ度裂伤发生率为0	5	一项不符合扣5分	

一级指标	二级指标	内容及要求	分值	评分细则	扣分及原因
		新生儿两次评分，处理及时、新生儿窒息复苏技能操作规范，早接触、早吸吮率达90％	5	复苏技能现场考核不规范扣3分 未行早接触早吸吮扣2分	
	基础技能（5分）	所有操作遵循护理技术操作常规，基础及专科理论技能考核≥85分	4	一处不符合要求扣2分	
		考核结果记录规范	1	漏写或未如实记录扣1分	
护理安全（20分）	基础安全措施（10分）	遵循急救车、急救仪器使用制度，护士/助产士能够正确、熟练操作	2	抢救物品管理不合要求扣2分	
		严格执行查对制度及消毒隔离制度，事故发生率为0	2	一处不符合要求扣2分	
		有产妇及新生儿紧急事故防范处理预案及措施，护士掌握处理流程	2	制度执行不到位扣2分	

一级指标	二级指标	内容及要求	分值	评分细则	扣分及原因
		各种应急物品保持完好,定期检查记录,护士/助产士知晓	2	检查灭火器使用方法,做不到扣1分,有其他安全隐患一处扣1分	
		药品管理规范(备用药、毒麻药品、特殊药品)	1	一处不符合要求扣0.5分	
		仪器设备有保管、交接及维护记录	1	一处不符合要求扣0.5分	
	母婴安全措施(20分)	产妇及新生儿在产房由专人观察,规范执行产后2小时观察流程,产后出血发生率小于2%	5	一项未做到扣2分	
		正确进行新生儿处理,调节辐射台合适温度,规范执行新生儿处理操作规程	3	一项未做到或不规范扣1~2分	
		分娩后观察2小时,由助产士亲自将产妇及新生儿送回病房,与当班护士病情交接并有双方签字	5	一处不符合要求扣2分	

一级指标	二级指标	内容及要求	分值	评分细则	扣分及原因
		新生儿断脐后立即请产妇辨别新生儿性别并佩戴腕带，与病房或新生儿病房有交接记录	5	一处不符合要求扣2分	
		接产过程中使用的纱布器械要随时清点且有记录，不发生纱布遗留阴道	2	一处不符合要求扣2分	
助产士工作的满意度（5分）	产房人性化服务	使用产房规范语言与产妇沟通，考虑孕产妇特殊心理需要，注意沟通技巧，促进自然分娩 产妇在产房期间得到较满意的生活、心理及体位护理 建立产妇术后访视，随访会阴切口愈合情况	5	患者对助产士满意度低于90%扣5分 访视产妇，助产士未给予产时心理护理及良好沟通扣2分	

十、门诊专科护理质量考核标准

检查者________ 检查日期________ 得分______

<table>
<tr><th colspan="2">扣分项目及原因</th><th>内容及要求</th><th>分值</th><th>评分细则</th><th>扣分</th></tr>
<tr><td rowspan="4">护理管理（10分）</td><td rowspan="3">护士资质</td><td>分诊护士：注册护士，具备各专科基础知识和基本急救技能</td><td rowspan="3">3</td><td rowspan="3">一人不合要求扣1分</td><td rowspan="3"></td></tr>
<tr><td>专科治疗室护士：注册护士，具备专科理论知识和必备的专科技能，经考核合格后上岗</td></tr>
<tr><td>独立开诊专科门诊护士：注册护士，经过省级以上专科护士培训或经过我院特殊培训考核合格后上岗</td></tr>
<tr><td>制度健全</td><td>各种制度、应急预案、操作规范及操作并发症预防、处理预案健全，包括：《门诊护理部工作制度》、《门诊治疗室急救应急预案》、《门诊部心源性突发事件应急预案》</td><td>4</td><td>缺一项扣2分</td><td></td></tr>
</table>

扣分项目及原因		内容及要求	分值	评分细则	扣分
		《门诊部灭火和应急疏散预案》《门诊治疗室工作制度》《门诊导医、咨询、分诊护士服务流程》等			
	岗位职责明确	有导诊、分诊、换药室、各专科治疗室、专科开业门诊护士职责,并认真执行	3	缺一项扣 2 分,一人未履行扣 1分	
服务规范(25分)	仪容仪表	穿戴工作服、工作裤、工作鞋、工作帽,操作时戴口罩,发不过肩	2	一人一次不规范扣 0.5 分	
		佩戴胸牌上岗,保持良好精神状态	1	一人一项不合格扣 0.5 分	
	行为规范	接电话文明,礼貌用语。	3	未做到扣 3 分	
		热情接待病人,与病人交流亲切和蔼	5	发现对病人冷漠或态度不佳扣 5 分,有患者投诉扣 20 分	
		沟通、解释符合护理部规范要求	4	一人一次未执行扣 1 分	

扣分项目及原因		内容及要求	分值	评分细则	扣分
		有切实可行的便民措施，行动不便的患者能够及时得到帮助	8	一项未做到扣3分	
		坚守岗位，不擅自离岗	2	发现一人一次不在岗扣1分	
专科护理质量(40分)	分诊	预检、分诊到位，无错分误导	4	不合格一次扣2分	
		诊室内清洁、物品齐全、放置有序	2	一个诊室未做到扣1分	
		诊室内一医一患一陪；有保护患者隐私的措施；一名医生为异性病人检查时护士应陪同	8	发现一个诊室内一项未做到扣2分	
		候诊区安静、有序，无围观、吵闹现象	2	一个候诊区未做到扣1分	
		巡视候诊病人，及时发现患者病情变化，能正确处理；发现传染病病人能够按规范采取隔离措施、上报	5	未能发现病情变化或识别传染病患者扣5分，发生纠纷扣20分	

扣分项目及原因		内容及要求	分值	评分细则	扣分
专科护理质量（接上文）		开展多种形式的健康宣教，多媒体、健康处方等	4	未做扣4分，宣教方式少一项扣1分	
	换药室、治疗室	治疗室、换药室物品配置齐全、完好，清洁有序，无过期物品	3	一项不符合要求扣1分	
		治疗室、换药室每日用紫外线消毒一次，记录规范	2	一次未做到扣1分	
		严格执行无菌操作和专科操作规范，无操作相关并发症发生	6	一次未做到扣3分，出现并发症扣10分	
		无菌溶液、无菌容器注明启用时间，在规定时间内使用	2	一次未做到扣1分	
		各种医疗用物用后按规范处置，医疗废物分类存放，签收记录符合要求	2	一次未做到扣1分	

扣分项目及原因		内容及要求	分值	评分细则	扣分
安全管理（10分）	急救药械	配备必要的急救设备，功能完好。急救车内药品、物品做到“五定”，班班交接，无过期、失效现象	3	急救设备不符合要求扣3分，其余一处不符合扣1分	
	患者安全	环境安全，有防范跌倒的安全措施	3	发现一处隐患扣2分	
		应急设施完好，人人知晓，并能熟练使用	2	不完好或护士不会使用扣2分	
		有紧急情况下的人员疏散方案，人人知晓	2	无方案扣2分，一名护士不知晓1分	
满意度（15分）	患者满意度	加强医护沟通，并能主动为医生提供必要的帮助，医生满意	5	医生投诉一次扣2分	
	医生满意度	门诊病人对护士满意度≥90％	10	满意度＜90％，每下降1％扣1分；≤80％，扣20分；批评一次扣5分	

参考文献

[1] 田梅梅,段霞,施雁,等.护理管理专家筛选护理质量关键指标的质性研究[J].护理学杂志,2011,5(26):16.

[2] 林菊英,金乔,等.中华护理全书[M].南昌:江西科学技术出版社,1993.

[3] 李晓春.质量管理学[M].2版.北京:邮电大学出版社,2006.

[4] 王嘉兰."鱼刺图"改进的探讨[J].标准科学,2012(2):25~27.

[5] 郭芸,容桂荣,洪菁.住院患者满意度调查问卷回收率的影响因素[J].护理管理杂志,2009,9(8):23~24.

[6] 吴永泽,王文绢.不同应答等级对 likert 式量表特性的影响[J].中国慢性病预防与控制,2010,18(2):215~217.

[7] 谢满,毛军晓.影响患者满意度问卷调查的因素及对策[J].护理管理杂志,2004,4(2):13~14.

[8] 姜良美,郭继志,胡善菊,等.患者满意度测量纬度及指标体系探讨[J].中国社会医学杂志,2008,25(6):321~323.

[9] 郑碧霞,陈晖.影响患者满意度调查结果有效性的因素分级及对策[J].现代临床护理,2009,8(10):54~57.

[10] Donabedfian A. Some issues in evaluating the quality of nursing care[J]. AJPH,1969,59(10):1833~1834.

[11] (日)石川馨.日本的质量管理[M].增补版.北京:中国经济出版社,1986:152~158.

[12] Greenfield D, Travaglia J, Braithwaite,ect. Unannounced Surveys and Tracer Methodology: Literature Review[J]. Centre for Clinical Governance Research,2007:8~9.

[13] 张幸国,刘庭芳,杨泉森,等.追踪方法学在医院评价及质量持续改进中的应用[J].中华医院管理杂志,2011,27(9):691~693.

[14] Joint Commission on Accreditation of Healthcare Organizations. Tracer methodology: tips and strategies for continuous systems improvement[M]. Department of Publications, Joint Commission Resource,2004.

[15] 高云.一级护理质量评价标准的构建研究[D].广州:南方医科大学,2009.

[16] 叶文琴,朱建英.现代医院护理药理学[M].上海:复旦大学出版社,2004.